中医实验学

吴大梅 主编

科学出版社

北京

内 容 简 介

本书分为绪论,中医实验动物方法学,中医实验动物模型研究,实验仪器与操作,试剂、溶液的配制,中医验证性实验,中医综合性实验,中医设计性、创新性实验八个部分,内容编排遵循由浅入深、由易到难、由基础到创新的原则,注重中医学理论与实践相结合。本书综合运用当代生命科学实验思维、方法与技术的能力,培养了学生的基本动手能力,兼有实用性、适用性与创新性。

本书适用于中医学、中西医结合临床、针灸推拿学等本科相关专业学生,也可供中医学专科及非医学专业的学生参考使用。

图书在版编目(CIP)数据

中医实验学/吴大梅主编.—北京:科学出版社,
2017.1
ISBN 978-7-03-050947-5

Ⅰ.①中… Ⅱ.①吴… Ⅲ.①中医学—实验—中医学院—教材 Ⅳ.①R2-33

中国版本图书馆 CIP 数据核字(2016)第 281951 号

责任编辑:闵 捷
责任印制:谭宏宇 / 封面设计:殷 靓

斜 学 虫 版 社 出版

北京东黄城根北街 16 号
邮政编码:100717
http://www.sciencep.com

南京展望文化发展有限公司排版
广东虎彩云印刷有限公司印刷
科学出版社发行 各地新华书店经销

*

2017 年 1 月第 一 版 开本:787×1092 1/16
2025 年 1 月第十五次印刷 印张:8 1/4
字数:180 000

定价:32.00 元
(如有印装质量问题,我社负责调换)

《中医实验学》
编辑委员会

主　编

吴大梅

副主编

高　洁　刘　杨

编　委

（按姓氏笔画排序）

前　言

随着科学技术的发展和高等中医药教育教学改革的不断深化,中医实验学应运而生。中医实验学是用科学实验的方法研究和发展中医学的一门实践性较强的学科,是中医基础的重要课程之一,其教学目的是提高中医专业学生的素质和能力,培养其综合创新能力,并使之能初步掌握中医实验研究的思路和基本方法,开展对中医药的科学研究,为中医学术的继承、发展和创新做出贡献。

本书以中医理论为指导,以"以学生为中心"为理念,以培养实用型人才为目标,以培养学生的创新精神和实践能力为重点,以便于培养学生信息获取能力、继承创新及终身学习的能力,使学生在中医药研发中能综合运用当代生命科学实验思维、方法与技术,并能运用现代科学研究方法与技术进行研究、优化实验内容。本书以新教学计划和新大纲为依据,强调"三基"的重要性,即"基本理论、基本知识、基本技能",重点介绍了中医实验的基本知识、基本方法及中医验证性实验,综合性实验,设计性、创新性实验等内容。

本书的编写凝集了贵阳中医学院教务处、基础医学院领导及中医基础教研室各位老师的关心与支持,以及全体参编人员的辛勤劳动,在此一并表示感谢。由于编写匆忙,加之编者水平有限,本书仍有许多不足之处,还需要在教学实践中不断总结与修订,恳请各位读者提出宝贵意见,以便再版时修订。

主　编

2016 年 10 月

目　录

绪　论

第一节　中医实验学课程目的、要求

一、中医实验学课程目的

中医实验学是中医基础理论、中医诊断学、中药学的配套课程,也是主要实践环节之一。其不仅能强化理论课的教学内容,还具有特定的教育作用。中医实验学结合了中医学多门课程的内容,能使抽象、深奥的理论得到直观的体现,所学的知识系统化,中医理法方药得以完整再现,中医中药的神奇效果得以验证,从而加深学生对中医学基本理论的理解。

开展中医实验学教学的目的在于:

(1)通过实验使学生学习和掌握实验的基本操作技能;具有实验结果分析和实验报告的写作能力。培养学生提出问题、分析问题、解决问题的科学思维方法,养成实事求是、严谨求证的工作态度和规范操作、分工协作的工作作风。

(2)验证中医学的基本理论,使学生更牢固地掌握中医学的基本概念、基础理论、基础知识、基本技能。

(3)使学生掌握实验常用指标的测量方法,了解实验设计的一般原则和方法,并做初步尝试。培养学生科学研究的基本素质,培养学生客观地对事物进行观察、比较、分析和综合的能力,以及独立思考、解决实际问题的能力。培养创新意识及从事科学研究的兴趣,为今后进行中医药科学研究工作打下良好基础。

二、中医实验学课程要求

一次完整的实验课包括实验前、实验中和实验后3个环节。

1. 实验前

(1)应有目的地做好充分准备,提前预习实验教材,仔细阅读和研究实验指导,了解实验的基本内容、目的、原理、要求,以及实验步骤和操作程序。

(2)结合实验内容,准备相关的中医学理论知识,事先有所理解,力求提高实验课的学习效果。

(3)根据所学的中医学知识对各个实验步骤的可能结果做出预测,并尝试予以解释。

预测在实验过程中可能发生的问题、误差。这是避免被动盲目操作、提高实验课程质量的重要前提。

2. 实验中

（1）认真听指导老师对实验的讲解，注意观察示教操作的演示。要特别注意指导老师所指出的实验过程中的注意事项。

（2）经指导老师同意后才能进行实验。实验时按照实验指导列出的实验步骤和指导老师的讲解，严肃认真的循序操作，不可随意更动，不得擅自进行与实验内容无关的活动。

（3）实验所用的仪器、器材和药品务必摆放整齐、布置妥当，合理使用。

（4）实验小组成员在不同实验项目中，应轮流担任各项实验操作，力求每个人的学习机会均等。组内成员要明确分工，相互配合，各尽其职，统一指挥。

（5）实验时要注意动脑筋思考，认真操作和仔细观察，及时如实记录，经常给自己提出种种问题，如发生了什么实验现象、为什么会出现这些现象、这些现象有何意义等。有准备地进行观察，才能发现事物的细微变化和隐藏在表面以下的规律。实验中自行更改或设计项目应征求组员和指导老师意见。经指导老师许可后方能实施实验。

（6）在实验中，规范操作尽量避免被实验动物抓伤、咬伤。若发生应立刻报告指导老师，进行妥善处理。

（7）在实验过程中，若是遇到疑难之处，先要自己想方设法予以排除。解决不了时，应向指导老师汇报情况，请求给予协助解决。

（8）指导老师示教的项目，应同样认真对待，努力取得应有的示教效果。

（9）对于没有达到预期结果的项目，要及时分析其原因。条件许可时，可重复部分实验项目。

（10）特别强调要珍惜实验条件和机会，保证实验课程质量，绝对不允许用实验动物和实验器械开玩笑。

3. 实验后

（1）各组整理实验结果，清理实验器材，擦洗干净，妥善放置。如果发现器材和设备损坏或缺少，应立即向指导老师报告真实情况，并予以登记备案。临时向实验室借用的器材和物品，实验完毕后应立即归还。

（2）清理好自己的场地，使用过的实验动物应按要求处理和摆放，注意取下连在动物身上的器械和装置。经指导老师或实验技术人员检查后方可离开实验室。值日生应清理好公共用品和场地，报告指导老师同意后方可离开。

（3）仔细整理、收集实验所得的记录和资料，对实验结果结合中医学理论知识进行分析讨论，尤其应重视那些"非预期"的结果，并尝试做出解释。

（4）指导老师进行实验总结，应积极参与。

（5）认真填写实验报告，按时送交指导老师评阅，并予以记分。

三、中医实验学实验室守则

（1）实验室是开展教学实验和科学研究的场所，学生进入实验室必须严格遵守实验室各项规章制度和操作规程,注意安全。

(2) 遵守学习纪律,准时到达实验室。实验时因故外出或早退应向指导老师请假。

(3) 进入实验室前穿好白大衣,着装整齐,不得穿拖鞋,否则不能进入实验室进行实验。

(4) 一切非实验用品(如书包、衣物)不许带入实验室,桌面上不可乱放与本次实验无关的书籍、仪器、药品,以免影响实验的操作和实验室的整洁。

(5) 保持实验室内整洁、安静,不得随意走动,不做与实验无关的事。严禁喧哗、高声谈笑、吸烟、吃零食和随地吐痰。如有违反,指导老师有权停止其实验。

(6) 各实验小组的实验仪器和器材各自保管使用,不得随意与他组调换、挪用;爱护实验仪器,节约水、电、材料,节约实验用品,如需补发增添时,应向指导老师申报理由,经同意后方能补领。每次实验后应清点一下实验器材用品,若实验器材损坏、丢失,需赔偿。

(7) 实验用的试剂、药品、公用器具使用后应立即放回原处,注意不要调错试剂瓶塞或滴管,以免污染药品和影响结果。

(8) 实验动物只能由指导老师统一发给。要爱护和节约实验动物,按规定对其进行麻醉、手术和处理。严禁虐待动物。

(9) 严格遵守实验操作规程,注意安全,防止触电、感染和动物咬伤等事故发生。

(10) 保持实验室的整洁。实验完毕后,应及时清点实验器材和药品,整理实验台面。动物尸体、实验废液及纸片等应放到指定地点,不得随地乱抛,不得将含酸、含碱等有害溶液倒入下水道。

(11) 听取指导老师对本次实验进行归纳小结后,值日生打扫整个实验室卫生,离开实验室前,应关好门窗、水、电,离开时应检查一遍,经指导老师检查后方能离开实验室。确保安全,以免发生事故。

第二节　中医实验设计

实验设计就是为了解决如何做好实验的有关设计或安排实验方法。衡量实验设计的好坏是看实验设计的实验方案能否用比较经济的人力、物力和时间,得到较为可靠的结果,并且能否准确地控制和估计误差大小,使多种实验因素包括在较少的实验中,达到高效的目的。

一、实验设计的意义

实验设计是科学研究计划内关于研究方法与步骤的一项内容。在医学科研工作中,无论实验室研究、临床疗效观察或现场调查,在制订研究计划时,都应根据实验的目的和条例,结合统计学的要求,针对实验的全过程,认真考虑实验设计问题。一个周密而完善的实验设计,能合理地安排各种实验因素,严格地控制实验误差,从而用较少的人力、物力和时间,最大限度地获得丰富而可靠的资料。反之,如果实验设计存在缺点,就可能造成不应有的浪费,且足以减损研究结果的价值。总之,实验设计是实验过程的依据,是实验数据处理的前提,也是提高科研成果质量的一个重要保证。

二、实验设计的基本内容

1. 拟定相互比较的处理　所谓处理,指的是在实验研究中欲施加给受试对象的某些因素,也就是指实验研究中确定要对研究者实施的某个特定的处理因素,通过对其进行比较得出结果。如营养实验的各种饲料,治疗某病的几种疗法或药物,药理研究中某药的各种剂量等。在实验的全过程中,处理因素要始终如一保持不变,按一个标准进行实验。如果实验的处理因素是药物,那么药物的成分、含量、出厂批号等必须保持不变。如果实验的处理因素是手术,那么就不能开始时不熟练,而应该在实验之前使熟练程度稳定一致。

2. 确定实验对象及其数量　这里指的是实验所用的动物或活体组织标本等。在实验设计中,要根据实验观察的目的与内容,明确规定采用什么样的实验对象,实验对象中的每个实验单位必须具备的条件与要求,以保证受试对象的一致性。实验对象需要有一定的数量,例数不能太少,也不宜过多。

3. 确定各实验对象的分配原则　这主要是随机分配或随机化问题。

4. 拟定观察项目和登记表　要根据研究目的和任务,选择对说明实验结论最有意义,并具有一定特异性、灵敏性、客观性的观察项目。必要的项目不可遗漏,数据资料应当完整无缺;而无关紧要的项目就不必设立,以免耗费人力物力,拖延整个实验的时间,然后,要按照观察项目之间的逻辑关系与顺序,编制成便于填写和统计的登记表,以便随时记录实验过程中获得的数据资料。同一项目的度量衡单位必须统一符号(如＋、＋＋、＋＋＋等),应有明确的定义。

5. 拟定数据资料的处理预案　这就是对将获得的数据资料准备如何进行处理,要计算哪些统计指标,用什么统计分析方法等,事先必须有个初步的设想。例如,对计数资料,是计算率还是百分比? 若计算率,分子是什么? 分母是什么? 各组同一项目的某个率或百分比如何进行比较? 又如对计量资料,是计算算术均数、几何均数还是中位数? 同一项目各均数间应采用什么方法作比较? 切忌实验设计时不认真考虑,实验过后拿数字去找统计方法。

三、实验设计的基本原则

从统计方面说,实验设计主要应该考虑对照、重复、随机化等问题,这就是实验设计的三大基本原则。

1. 对照原则　是使实验组和对照组(或加实验因素时和无实验因素时)的非处理因素处于相等状态,其结果是实验误差得到相应的抵消或减少。形式上有空白对照、实验对照、标准对照、自身对照等。必须使实验组中的非处理因素和对照组中的非处理因素均衡出实验的处理因素,减少非处理因素对结果的影响。

2. 随机原则　保证被研究的样本是由总体中任意抽取的,即抽取时要使每单位都有同等的机会抽取,以减少实验误差和人为因素干扰。

3. 重复原则　重复可消除偶然性造成的误差,样本越多,次数越多,结果越客观真实,误差越小。但在实际中有一定的困难,因此必须对选取的样本数目有一个估计,要增强实验的敏感性来减少样本数量。

四、实验设计的常用方法

1. 完全随机分组设计　完全随机分组设计是最常见的一种考察单因素两水平或多水平间的效应有无差别的实验设计方法。受试对象完全按随机原则分配到试验组和对照组，对他们的效应进行平行观察，最后对结果进行成组比较的统计分析。例如欲研究某中药抗炎效果，需对中药试验组与对照组进行抗炎平行实验，将 20 只雄性小鼠按体重大小，遵循均衡、随机原则分配到两组中。

2. 配对设计　配对设计是将受试对象按一定条件配成对子，再将每对中的两个受试对象随机分配到不同处理组。配对的因素为可能影响实验结果的主要非处理因素。例如欲研究维生素 E 缺乏时对肝中维生素 A 含量的影响，将同种属的大鼠按性别相同，月龄、体重相近配成对子，再将每对中的两只大鼠随机分配到不同处理组，分别喂以正常饲料和维生素 E 缺乏饲料。

3. 随机区组设计　随机区组设计又称配伍组设计，为配对设计的扩展，是将受试对象条件相同或相近者组成若干个区组，再将每个区组中的各受试对象随机分配到各处理组。每个区组中包含的受试对象数等于处理组数。随机区组设计可保证区组内的受试对象有较好的同质性，因此组间均衡性较好，与完全随机分组设计相比可以提高实验效率。如欲了解 3 种降压药物的降压效果，将 30 只高血压大鼠按性别相同、体重相近分配成 10 个区组，每个区组的 3 只大鼠随机接受 3 种药物的治疗。

五、实验设计的书写规范

书写实验设计时应注意：
(1) 课题名称清晰规范，如"……对……的影响""……与……的关系"。
(2) 提出研究的假设，用简明的语言进行描述。
(3) 阐明提出课题的理由。
(4) 找出论点的论据和依据。
(5) 提出较详细的设计方案，说明研究的步骤和方法。

第三节　中医实验记录的基本知识

实验记录是对科研活动的真实描述和记载，包括各种载体文字、图表、照片等。

一、实验记录的书写要求

(1) 实验原始记录须记载于正式实验记录本上，实验记录本应按页码装订；需有连续页码编号，不得缺页或挖补。
(2) 实验记录本首页一般作为目录页，可在实验开始后陆续填写，或在实验结束时统一填写。
(3) 每次实验须按年、月、日顺序在实验记录本相关页码右上角或左上角记录实验日期和时间，也可记录实验条件如天气、温度、湿度等。

（4）字迹工整，采用规范的专业术语、计量单位及外文符号，英文缩写第一次出现时须注明全称及中文释名。使用蓝色或黑色钢笔、碳素笔记录，不得使用铅笔或易褪色的笔（如油笔等）记录。

（5）实验记录需修改时，采用画线方式去掉原书写内容，但须保证仍可辨认，然后在修改处签字，避免随意涂抹或完全涂黑。空白处可标记"废"字或打叉。

（6）实验记录中应如实记录实际所作的实验；实验结果、表格、图表和照片均应直接记录或订在实验记录本中，成为永久记录。

（7）实验记录本应作为发表论文和实验室科技档案管理的必备文件。毕业生应在离校前将全部实验记录和其他科研资料上缴实验室保管和存档，不得随意处置或丢弃。

二、实验记录的具体内容

（1）日期：包括年、月、日和时间，环境条件（如温度、湿度等）。
（2）实验名称。
（3）实验目的。
（4）实验材料。
（5）试剂：包括名称、批号、厂家、浓度、溶剂、保存条件。
（6）仪器：包括名称、型号、供货厂商。
（7）细胞/细菌：包括名称、复苏、冻存、保存处。
（8）动物：包括品系、来源、年龄、性别、数量。
（9）临床标本：包括姓名、性别、年龄、诊断及其他临床资料。
（10）试剂的配制。
（11）实验方法：详细描述实验步骤。
（12）实验结果：包括所收集的原始数据、可视图及实验结果的整理。
（13）出现的问题：应分析其可能的原因及解决方法，并详细记录于实验记录本上。
（14）实验小结：对实验结果简短的总结和解释，将有助于指导后续的研究。包括主要结论、存在问题、改进方法和实验体会等。

三、实验记录的注意事项

（1）实验记录不允许隔天记录以及于纸片。
（2）保持实验记录的真实性和完整性，记录时间（年、月、日）。
（3）原始数据（包括照片）必须贴在当天的实验结果栏里，不要保留在公共计算机里。
（4）即便是阴性结果，也必须保留。不能仅记录符合主观想象的内容和自认为成功的实验结果。
（5）定期整理、分析数据，并向指导老师汇报。

四、实验记录的不良习惯

实验数据的收集和记录贯穿科研活动全过程，是科学研究的原始资料，并为科学研究提供重要信息。某些不良习惯对客观、及时和准确收集实验数据非常有害。常见为：

1. 将实验数据记录于纸片　实验操作时，由于未携带实验记录本，有时将某些实验现象随手记录于身边的纸片或其他纸质材料的空白处，本想以后再将其转抄至实验记录本，但由于随手记录的内容一般欠详细，待需要正式记录时遗忘了其细节甚至关键内容，或遗失小纸片。为避免上述现象发生，必须养成随身携带实验记录本的习惯，或将实验操作流程打印并贴于操作台，打印时旁边留一定空间用于填写某些随想或改变的条件，待实验结束时再将其贴到实验记录本上。

2. 实验记录不及时　有人习惯用脑子记忆当天（甚至几天）的实验过程，待空余时再将其记录于实验记录本，殊不知某些事情是瞬间记忆，转身即忘，或仅记住一部分，遗忘或记错的后果可能使某些重要实验现象被遗漏，有时恰巧是关键数据，导致与成功失之交臂。尤其对于某些实验操作过程中临时改动的条件，若未及时记录，即使此次实验成功，日后也难以重复，因为某些细微变化根本不可能回忆起来。例如，某学者喜用脑记忆，且习惯于临时改变实验条件，某次对一个长时间未能成功的实验进行改动，居然获得成功，为完善该实验的对照条件，须重复相同实验，但由于未及时记录改变的条件，事后花费半年时间才重复出相同结果，代价之大可想而知。

3. 实验数据整理不及时　实验数据的及时整理极为重要，否则难以从中发现实验的某些规律，也难以对后续实验的实施和调整提供正确指导。实验者常期望在有限时间内尽可能多做一些实验，往往将实验数据简单整理，甚至不整理，即匆匆进入下一轮实验操作，结果可能导致某些实验错误持续性存在，或重复某些无意义、无价值的实验，或使应该深入的线索不能及时被发现，或导致长时间都在实验失败的痛苦中挣扎。所以在实验中，有时快即是慢，慢也可能即是快。养成实验后及时整理和分析实验数据的习惯，常会有意想不到的收获。

4. 不记录实验的年份和时间　有人习惯实验记录上除首页外，仅记录月日，尤其对可能需长期存放的试管也仅记录月、日，殊不知当回顾性分析某些实验结果时，非常依赖准确的时间。另外，很多人不习惯记录实验的具体时间（尤其身边无可提供准确时间的钟表），从而可能造成实验的实际发生时间与记录不符，甚至记错时间，有时直接影响对实验结果的分析。因此，应养成看表并记录时间的习惯。

5. 仅保留阳性结果　实验结果指经实验操作所获结果，其本质上无阳性和阴性之分，因为结果是客观的，阳性和阴性均为研究者在一定假设基础上所界定。因此，应保留实验所获的全部数据或现象。有人错误地认为"阳性"结果才有保留价值，并随意地将当时认为"阴性"的结果舍弃，待后续实验突然发现被舍弃的结果有意义时，已难以弥补。因此，应重视实验记录的及时性、准确性和完整性。

6. 仅记录符合主观想象的内容　整个实验过程中的任何变化、所获得的任何正常或不正常的观察结果等均须如实记录。即便在出现很多错误的情况下，记录下实际发生的事情才能使日后解释实验成为可能。有人仅记录自认为成功的试验，而舍弃失败的试验，若不记录失败试验的全过程，难以分析失败的原因，也不可能缩短通往成功之路。

第四节　中医实验报告的书写方法

　　书写实验报告应按规定,使用统一的实验报告用纸和规范的撰写格式。实验报告应按照指导老师的要求,按时送交给指导教师评阅,并作为平时成绩的依据。

　　整理实验结果和书写实验报告是做完每项实验后的总结工作,通过良好的总结,可使学生把在实验过程中获得的感性认识提高到理性认识,可以明确已取得的成绩、尚未解决的问题以及工作中的优缺点。书写实验报告是对所做实验的再理解和再创造的过程,是检查学生掌握知识程度和衡量能力的重要尺度之一,是今后撰写科学论文的初始演练,必须认真对待。

　　一份完整的实验报告应包括以下几方面的内容。

　　(1) 课程、报告人姓名、班级、学号、指导老师、组别及同组成员,实验日期、地点、室温及湿度。

　　(2) 实验名称、实验目的、实验原理。

　　(3) 实验材料:包括器材、药品、对象等。

　　(4) 实验方法:应详细记录实验的方法和步骤,以备日后查阅。

　　(5) 实验结果:实事求是地记录实验过程中所观察到的现象。实验告一段落后立即加以整理,如表格的填写、曲线的绘制、粘贴等。切不可单凭记忆,否则容易发生错误或遗漏。

　　实验结果的记录有多种方法和形式,主要有以下几种。

　　1) 波形法:指实验中描记的波形或曲线(如呼吸、血压、肌肉收缩曲线)经过剪贴、编辑,加上标注、说明,可直接贴在实验报告上,以显示实验结果。波形法较为直观清楚,能够客观地反映实验结果。

　　2) 表格法:对于计量或计数性资料可以用列表的方式显示。对于原始图形的测量结果也可用表格法显示。表格法反映实验结果清晰明确,便于比较,同时可以显示初步统计分析的结果。

　　3) 简图法:将实验结果用柱图、饼图、折线图或逻辑流程图等方式显示。所显示的内容可以是原始结果,也可以是经分析、统计或转换的数据。简图法比表格法更直观地显示实验结果。

　　4) 描述法:对于不便用图形及表格显示的结果,也可用语言描述。但要注意语言的精炼和层次,注意使用规范的名词和概念。

　　(6) 分析讨论:根据已知的理论对结果进行的解释和分析,判断结果是否为预期结果,非预期的结果要分析可能的原因。引用的参考文献应注明出处。

　　(7) 结论:在对实验透彻分析的基础上,对该实验项目所涉及的概念、原理或理论作出简要小结,并紧扣实验内容得出结论。对实验中未能得到充分证实的理论分析,不应当写入结论之中。

　　总的来说,实验报告要求格式标准、卷面整洁、图表准确、字迹端正、简明精练、按时上交。注意写报告宜使用钢笔或签字笔,绘图宜用铅笔。文字规范,语句通顺,不用自造的不规范的简化字、代号。实验报告基本格式见图0-1。

封面：

实　验　报　告

课　　　程＿＿＿＿＿＿＿＿

姓　　　名＿＿＿＿＿＿＿＿

班　　　级＿＿＿＿＿＿＿＿

学　　　号＿＿＿＿＿＿＿＿

指导老师＿＿＿＿＿＿＿＿

实验日期＿＿＿地点＿＿＿室温＿＿＿湿度＿＿＿

实验名称
组别
组员
实验目的
实验原理
实验器材
实验药品
实验对象
实验方法
实验结果
分析讨论
结　　论

图 0-1　实验报告基本格式

第五节　中医实验学的学习方法

一、强化中医学基础

扎实的中医学知识是学习中医实验学的出发点和基础。如基础不扎实,连研究对象、特点和出发点都把握不住,实验便无从谈起,也很难想象这样的实验会得出什么样的结论,会有什么样的意义。

二、端正热情积极的态度

热情可以最大限度地激发潜能,调动学习、研究、创造的积极性。投入愈多,收获愈多。因此要做到"四勤",即勤思考、勤观察、勤提问、勤动手。要勇于提出问题,自主实践,积极交流,分析利弊,获得大量书本上学不到、体会不深切的知识,并在研究、讨论中培养分析问题、解决问题的能力。

三、培养独立科学研究的能力

充分调动和发挥个人的主观能动性。光看书是不够的,光看别人操作、浮在面上是不行的,这样的收获会十分有限。必须亲自动手,独立、主动、认真参与实验研究的每一个环节,在研究中去观察问题、发现问题、思考问题、探究问题、参考文献、综合分析,得出合理的研究结论。课堂及课外讨论要大胆发表己见,虚心吸收同学、老师的观点和意见,扩展分析思路,培养独立分析问题的能力,并从中有效地培养独立开展中医学实验研究的能力。

四、培养获取新知识的能力

综合性实验会碰到许多新的问题,例如如何确定中医的选题;有了初步的设想,如何查阅分析有关古今文献;如何逐步明确所拟研究的对象;期间碰到不熟悉、不懂的知识,如何获取这方面的知识;不了解某仪器设备,如何掌握有关工作原理、操作方法;类似的研究何以得出不同的结论、假说,如何分析其利弊、真伪等。要求学生迅速、准确地获得以上知识,并运用到下一步研究中去,同时,在学习研究中发扬团队合作精神。

五、追求实事求是的精神

实事求是的学风是从事中医药科学研究的生命、灵魂,是中医药科学研究者最基本的素质要求。首先要尊重研究结果,不得擅自更改、增减,要客观分析实验结果,如实报道。不要在实验前就对实验结果有强烈的倾向性,例如认定某方、某药、某法对某病、某一临床或实验室指标有所调整,但结果不符,便怀疑实验的可靠性,甚至萌动修改数据的念头。其次,要认识到每一个具体实验的局限性和相对性。每一个或一组具体的实验都有其特殊的目的,是为这个目的而设计的,因而就不免有其局限性,再加上限于技术手段和条件,各实验环节的可靠性、稳定性,以及研究者自身的学识,对实验的设计、操作、数据处理的不尽完善,往往会扩大其实验的局限性。因此,对实验结果要有客观、合理的评价,尤其是要避免犯推论过大、推论不当的错误。最后,严格科学合理的研究设计十分必要。通常,对实验数据的分析、判断、归纳还有赖于扎实的学术功底和逻辑功底,而具有广博的相关领域研究现状的知识,自然科学、社会科学、哲学的学识,将有利于增强观察的敏锐性和洞察力,也有助于推理的严密性和得出结论的可靠性。

第一章　中医实验动物方法学

第一节　概　　述

在生命科学领域内,进行实验研究所需要的基本条件可以总括为:实验动物(laboratory animal)、设备(equipment)、信息(information)、试剂(reagent),可以把它们看作是生命科学实验研究中的基本要素,简称为 AEIR 要素。这四个基本要素在整个生命科学实验研究中,具有同等重要的地位,不能忽略或偏废。

在我国普遍采用国际上公认的标准实验动物。在施行动物实验过程中,实验动物的选择对实验的成功是一个攸关重要的环节。在现实条件下,通常按照以下内容选择实验动物。

一、实验动物的选择原则

在中医学基础实验教学中,动物的选择既是一门学问,又是一个关键的问题,应根据实验目的、方案及动物的种属、生理特征、获取的难易程度、费用多少等原则进行选择。

1. 选择与人体结构、机能、代谢及疾病特征相似的动物　利用实验动物某些与人类相近似的特性,通过动物实验对人类的疾病发生和发展的规律进行推断和探索。例如,在结构与功能方面,哺乳动物之间存在许多相似点,从解剖学上看,除在体型的大小比例存在差异外,身体各系统的构成基本相似,因此,它们的生命活动中基本功能过程也是相似的。

2. 选择结构功能简单又能反映研究指标的动物　进化程度高或结构功能复杂的动物有时会给实验条件的控制和实验结果的获得带来难以预料的困难。在能反映实验指标的情况下,选用结构功能简单的动物,例如果蝇的生活史短(12 天左右)、饲养简便、染色体数少(只有 4 对)、唾腺染色体制作容易等诸多优点,所以是遗传学研究的绝好材料,而同样方法若以灵长类动物为实验对象,其难度非常大。

3. 选择适龄的动物　慢性实验或观察动物的生长发育,应选择幼龄动物。在老年医学研究中,常选用老龄动物,因其机体的代谢和各种功能反应已接近老年。一般实验中应选用成年的动物。

4. 选择易获得、费用低、易饲养管理的动物　在不影响实验结果正确可靠的前提下,尽量选用容易繁殖,比较经济实用的实验动物。当前 3R 的原则已经在国际上被接受和推广,3R 是指减少(reduction)、替代(replacement)和优化(refinement),意思为尽量减少动物实验的次数和使用动物数量,尽可能使用替代物和善待动物,使实验设计尽善尽美。所以能用小动物的不用大动物,能用低等动物不用高等动物。

二、实验动物的选择方法

在实验动物选择上必须注意实验动物的种类和个体的选择,个体选择包括年龄、性别、生理状态、健康情况。

1. 种类的选择 虽然不同种类动物的生理特征与人类的某些生理特征较为相似,但不同种属的动物对同一疾病刺激的敏感程度不同。如高血压的实验研究常首选大鼠、家兔、犬等,超敏实验常首选豚鼠,各种肿瘤实验常选择小鼠。猫的神经系统较发达,具有耐长时间麻醉的能力,常用于神经系统急性实验的研究,如用于神经冲动的传导、感受、姿势反射、去大脑僵直以及机体在收到刺激时各系统产生反应的机制等方面的研究。大鼠的垂体-肾上腺系统发达,常用作应激反应和垂体-肾上腺内分泌实验的研究;另外,由于大鼠无胆囊,可用来做胆管插管,收集胆汁,进行消化功能的研究等。

2. 个体的选择

(1) 年龄:年幼动物一般较成年动物敏感,应根据实验目的选用适龄动物。急性实验宜选用成年动物,慢性实验宜选用年轻一些的动物。大体上动物年龄可根据体重大小来估计,成年的小鼠为 20~30 g,大鼠为 180~250 g,豚鼠为 450~700 g,家兔为 2.2~2.5 kg,猫为 1.5~2.5 kg,狗为 9~15 kg,同一批实验所用动物的年龄应基本一致。

(2) 性别:不同性别对同一致病因素的反应不同,即使对性别无特殊要求的实验,选择动物时也应雌雄各半。性别的鉴别要点为雄性动物阴囊内睾丸下垂,热天尤为明显,用拇指和食指按压生殖器部位,可露出阴茎。雄性动物的尿道与肛门较远,雌性则较近。成熟雌性动物腹部可见乳头,妊娠期尤为明显。

(3) 生理状态:饥饿、睡眠不足、发情、怀孕、哺乳等特殊生理状态导致机体的反应差别很大,在个体选择时应充分考虑。

(4) 健康情况:实验证明,动物处于衰弱、饥饿、疾病、寒冷、发热等情况下,实验结果很不稳定,因此掌握判断实验动物的健康状态是实验得以成功的基本保障之一。

三、实验动物的健康状况判断标准

1. 一般情况 发育良好,眼睛有神,反应灵活,运动自如,食欲良好。

2. 头部 眼球结膜无充血,瞳孔等圆清晰,鼻黏膜处无分泌物,无鼻翼翕动、打喷嚏、躁动不安等现象。

3. 皮毛颜色 皮毛清洁、柔软,有光泽,无脱毛、蓬乱和真菌感染。

4. 腹部 呼吸均匀,腹部无膨大隆起。

5. 外生殖器 无损伤,无脓痂,无异味,无黏性分泌物。

6. 爪趾特征 动物无咬伤,无溃疡,无结痂等。

第二节　常用实验动物的基本知识

一、小鼠

1. 概况　小鼠属于脊椎动物亚门,哺乳纲,啮齿目,鼠科。

2. 生长周期　小鼠是啮齿目中体形较小的动物,新生小鼠体重 1.5 g 左右,周身无毛,皮肤赤红,21 日断乳时体重 12～15 g,1.5～2 个月龄时重达 20 g 以上,可供实验使用。小鼠发育成熟时体长小于 15.5 cm,雌性小鼠成年体重 18～35 g,雄鼠成年体重 20～40 g。小鼠成熟早,繁殖力强,6～7 周龄时性成熟,雌性 35～50 日龄,雄性 45～60 日龄;体成熟雌性为 65～75 日龄,雄性为 70～80 日龄;性周期为 4～5 日,妊娠期为 19～21 日,哺乳期为 20～22 日;有产后发情、便于繁殖的特点,1 次排卵 10～23 个(视品种而定),每胎产仔数为 8～15 只,1 年产仔胎数 6～10 胎,属全年多发情性动物,繁殖率很高,生育期为 1 年,寿命 1～3 年(表 1-1)。

3. 应用　小鼠是医学实验中用途最广泛和最常用的动物,也是用于实验动物中培育品系最多的一类动物。由于具有繁殖周期短、产仔多、生长快、温顺易捉、易于饲养等优点,被广泛应用于各种药物的毒理实验、药物筛选实验、生物药效学实验、半数致死量或半数有效量的测定等,也常用于抗感染药、抗肿瘤药、延缓衰老药、避孕药实验等方面的研究。

二、大鼠

1. 概况　大鼠属于脊椎动物亚门,哺乳纲,啮齿目,鼠科。

2. 生长周期　大鼠体形较小鼠大,遗传学和寿龄较为一致,对实验条件反应也较为近似,被誉为精密的生物工具。新生大鼠重 5～6 g,成年雄鼠体重 300～400 g,雌鼠 250～300 g。大鼠行动迟缓,易捕捉,不似小鼠好斗,但受惊吓或捕捉方法粗暴时,也很凶暴,常咬人。大鼠成熟快,繁殖力强,2 月龄时性成熟,性周期 4 日左右,妊娠期 19～22 日,哺乳期 21 日,为全年多发情性动物,寿命因品系不同而异,平均为 2.5～3 年(表 1-1)。

3. 应用　大鼠具有抗病能力强、繁殖快、易于饲养等优点,但性情凶猛、牙齿尖锐,实验者应特别注意实验过程中的自我保护。在医学实验教学中,常用于水肿、休克、炎症、心功能不全、应激反应以及亚急性、慢性毒性等实验。观察药物抗炎作用时,常利用大鼠的踝关节进行实验。大鼠的血压和人相近,且较稳定,常选用大鼠进行心血管功能的研究,在抗高血压药物的研究开发中,自发性高血压大鼠(SHR)品系是最常采用的动物。大鼠(包括小鼠)心电图中没有 ST 段,甚至有的导联也测不到 T 波。因为大鼠的呕吐反射不灵敏,所以不适宜用于任何有关呕吐的实验研究。

三、豚鼠

1. 概况　豚鼠属于脊椎动物亚门,哺乳纲,啮齿目,豪猪亚目,豚鼠科。学名豚鼠,又名海猪、天竺鼠、荷兰猪。属草食性动物,喜群居,性情温顺,胆小怕惊,极少斗殴,很少伤人。

2. 生长周期　豚鼠 2 月龄达到性成熟,体重在 400 g 左右;5 月龄达到体成熟,此时雌性豚鼠重 700 g,雄性豚鼠重 750 g。豚鼠寿命一般为 4～5 年,最长可达 7 年(表 1-1)。

3. 应用　豚鼠主要应用于生物研究中的免疫学研究、药物研究、传染病学研究、耳科学研究。切断豚鼠迷走神经引起肺水肿的实验结果比其他实验动物更佳;豚鼠的血管反应敏感,在观察出血性炎症和血管通透性实验时也常被使用;豚鼠是研究维生素 C 生理功能的重要动物模型;豚鼠对缺氧耐受力强,适合做缺氧耐受性和测量耗氧量的实验;豚鼠的被毛致密,皮厚,很难找到浅表静脉和进行血管注射,故急性实验极少使用。

四、家兔

1. 概况　家兔属于脊椎动物亚门,哺乳纲,兔形目,兔科。家兔夜间十分活跃,白天活动少,除进食外常处于假眠或闭目休息状态。家兔异常胆小,如受惊过度往往乱奔乱窜,甚至冲出笼门,被陌生人接近或捕捉时,常用后肢拍击踏板,甚至咬人,或因挣扎而抓伤捕捉者。家兔性情温顺,但群居性差,群养的同性别成年兔常发生斗殴。家兔有从肛门直接食粪的癖好,哺乳期仔兔也有吃母兔粪的习惯,以吃夜间排出的软粪为主。吃粪可使软粪中丰富的粗蛋白、粗纤维素和维生素 B 族得到重新利用。家兔耐干燥而不耐潮湿,潮湿环境容易患肠道疾病。家兔还具有耐寒不耐热、排粪尿固定在笼具一角的特性。家兔具有啮齿类动物的习性,喜欢磨牙和啃咬木头,损坏木制品。家兔属草食性动物,其消化道结构利于粗纤维和粗饲料的消化吸收。

2. 生长周期　新生仔兔体重约 50 g;成年家兔体重有的为 1.5～2.5 kg,有的为 4～5 kg,因品种而异。家兔寿命 8～15 年(表 1-1),性成熟的早晚取决于品种、性别、营养以及各种环境因素的影响。一般情况,大型品种兔的成熟期为 5～6 个月,中型品种兔为 4～5 个月,小型品种兔为 3～4 个月。

3. 应用　家兔在生物医学中主要应用于发热及热原实验、皮肤刺激试验、制作动脉粥样硬化症模型、计划生育研究、免疫学研究、心血管疾病研究、微生物学研究、眼科学研究、急性试验、遗传学研究、口腔科学研究等。

五、犬

1. 概况　犬属于脊椎动物亚门,哺乳纲,食肉目,犬科。犬喜欢接近人,经驯养可与人为伴,能理解人的简单意图,服从主人的命令。犬喜欢主人轻轻拍打、抚摩其头颈部,但臀、尾部忌摸。犬的归家性很强。犬对外环境的适应能力较强,能承受较热和较冷的气候。雄犬性成熟后爱撕咬,并有合群欺弱的特点。犬习惯不停地活动,必须提供足够的活动场所。粗暴对待及不合理饲养可使犬恢复野性,性情凶猛,使人难以接近,甚至咬伤人。犬是肉食性动物,经过长期饲养,也可杂食或素食,但要保证饲料中含有一定数量的蛋白质和脂肪。

2. 生长周期　寿命 10～20 年,性成熟期 8～10 个月。犬属于大型实验动物,根据其体重的差异,又分为大型犬(50 kg 以下)、中型犬(25 kg 以下)和小型犬(10 kg 以下)(表 1-1)。

3. 应用　犬在生物医学中主要应用于实验外科学如心血管外科、脑外科、断肢再植、器官和组织移植等基础医学研究,尤其是生理学和病理生理学的研究。狗的神经、循环系统发达,适合做失血性休克、弥散性血管内凝血、脂质在动脉中的沉积、急性心肌梗死、心律失常、急性肺动脉高压、肾性高血压、脊髓传导、大脑皮层定位、条件反射、内分泌腺摘除、各种消化道和消化腺瘘管(食道瘘、胃瘘、肠瘘、胆囊瘘、唾液腺瘘、胰腺管瘘)、药理及毒理学实验、非传染性疾病研究、传染病学研究、肿瘤学等研究。

表 1-1　常用实验动物的生殖和生理常数

指　标	小　鼠	大　鼠	豚　鼠	家　兔	犬
适用体重(kg)	0.018～0.025	0.12～0.20	0.2～0.5	1.5～2.5	12.0～18.0
寿命(年)	1.5～2.0	2.0～3.5	6～8	4～9	10～20
性成熟年龄(月)	1.2～1.7	2～8	4～6	5～6	8～10
性周期(天)	4～5	4～5	15～18	刺激排卵	9
妊娠期(天)	18～21(19)	22～24(23)	62～68(66)	28～33(30)	63
产仔数(只)	4～15(10)	8～15(10)	1～6(4)	4～10(7)	7
哺乳期(周)	3	3	3	4～6	4～5
平均体温(℃)	37.4	38.0	39.0	39.0	38.5～39.5
呼吸(次/min)	136～216	100～150	100～150	50～90	18
心率(次/min)	400～600	250～400	100～250	150～220	80～130
血压(mmHg)	95～125	100～120	75～90	75～105	56～112
血量(mL/100 g 体重)	7.8	6.0	5.8	7.2	5.6～8.3
红细胞(L) (百万/mm³)	$(7.7～12.5)×10^{12}$ (7.7～12.5)	$(7.2～9.6)×10^{12}$ (7.2～9.6)	$(4.5～7.0)×10^{12}$ (4.5～7.0)	$(4.5～7.0)×10^{12}$ (4.5～7.0)	$6.30×10^{12}$ (4.5～8.0)
血红蛋白(g/L) (g%)	100～190 (10.0～19.0)	120～175 (12.0～17.5)	110～165 (11.0～16.5)	80～150 (8.0～15.0)	148 (110～180)
血小板(L) (万/mm³)	$(60～110)×10^{9}$ (60～110)	$(50～100)×10^{9}$ (50～100)	$(68～87)×10^{9}$ (68～87)	$(38～52)×10^{9}$ (38～52)	$(21～40)×10^{9}$ (21～40)
白细胞总数(L) (千/mm³)	$(6.0～10.0)×10^{9}$ (6.0～10.0)	$(6.0～15.0)×10^{9}$ (6.0～15.0)	$(8.0～12.0)×10^{9}$ (8.0～12.0)	$(7.0～11.3)×10^{9}$ (7.0～11.3)	$(11.31～18.27)×10^{9}$ (11.31～18.27)

第三节　常用实验动物的基本操作

一、实验动物的编号标记及去毛方法

实验动物常需要标记以示区别。编号的方法很多,根据动物的种类数量和观察时间长短等因素来选择合适的标记方法。

1. 挂牌法　将号码烙压在圆形或方形金属牌上(最好用铝或不锈钢的,它可长期使用不生锈),或将号码按实验分组编号烙在栓动物颈部的皮带上,将此颈圈固定在动物颈部。该法适用于犬等大型动物。

2. 打号法　用刺数钳(又称耳号钳)将号码打在动物耳朵上。打号前用蘸有酒精的棉球擦净耳朵,用耳号钳刺上号码,然后在烙印部位用棉球蘸上溶在食醋里的黑墨水擦抹。该法适用于耳朵比较大的兔、犬等动物。

3. 针刺法　用七号或八号针头蘸取少量碳素墨水,在耳部、前后肢以及尾部等处刺入皮下,在受刺部位留有一黑色标记。该法适用于大小鼠、豚鼠等动物。在实验动物数量

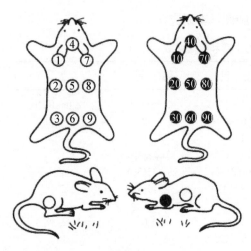

图1-1　实验动物编号示意图

少的情况下,也可用于兔、犬等动物(图1-1)。

4. 化学药品涂染动物被毛法　经常应用的涂染颜色及使用溶液有以下几种。

(1) 涂染红色:使用0.5%中性红或品红溶液。

(2) 涂染黄色:使用3%~5%苦味酸溶液。

(3) 涂染黑色:使用煤焦油的酒精溶液。

根据实验分组编号的需要,用一种化学药品涂染实验动物背部被毛就可以。如果实验动物数量较多,则可以选择两种染料。该方法对于实验周期短的实验动物较合适,时间长了染料易退掉;对于哺乳期的仔畜也不适合,因母畜容易咬死仔畜或把染料舔掉。

5. 剪毛法　该法适用于大、中型动物,如犬、兔等。方法是用剪毛刀在动物一侧或背部剪出号码,此法编号清楚可靠,但只适于短期观察。

6. 打孔或剪缺口法　可用打孔机在兔耳一定位置打一小孔来表示一定的号码。如用剪子剪缺口,应在剪后用滑石粉捻一下,以免愈合后看不出来。该法可以标记1~9999号,常在饲养大量动物时作为终身编号采用。

二、实验动物的捉持方法及给药途径

1. 小鼠

(1) 捉持法:先用右手抓住鼠尾捉起,放在实验台上,在其向前爬行时用左手的拇指和食指抓住小鼠两耳和头颈部皮肤,然后将鼠体置于左手心中,捉后肢拉直,用左手的无名指及小指按住尾巴和后肢,前肢可用中指固定(图1-2),这样即可作注射或其他操作,小鼠一般不会咬人,但动作要轻而迅速。

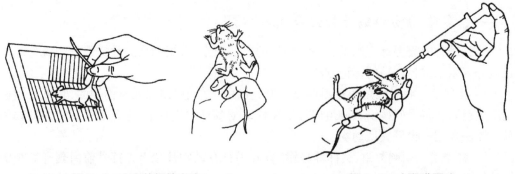

图1-2　小鼠的捉持方法　　　　　　**图1-3　小鼠灌胃法**

(2) 灌胃:以左手捉持小鼠,使腹部朝上,颈部拉直,右手持配有灌胃的注射器自口角插入口腔,再从舌背沿咽后壁向下进入食道胃,如手法正确,灌胃器很容易进入,若遇阻力或灌时不通畅则表示针头未插入胃内,必须拔出后按上述方法重新操作(图1-3)。此种灌注方法要点在于:动物要固定好,头部和颈部保持正直,插入方向一定要沿着口角进入,再顺着食管而入胃内,决不可用力猛插,以免刺破食道或误入气管,注入肺内,造成死亡。小鼠每次灌胃量控制在0.1~0.3 mL/10 g体重。

(3)腹腔注射:左手抓住小鼠的方法同上,右手持配有注射针头的注射器取45°将针头自下腹部白线两侧向头端刺入腹腔,抽注射器。如无血和尿液,则可知针头未刺入肝、膀胱等脏器,即可进行注射,进行腹腔注射时应注意针头刺入不宜太近上腹部或太深,以免刺破内脏,针头与腹腔的角度不宜太小,否则容易刺入皮下。小鼠每次腹腔注射药液量0.1~0.2 mL/10 g体重。

(4)尾静脉注射:注射前一个同学固定小鼠,露出尾部,用75%酒精涂擦尾巴,使尾静脉充血,即可见尾部有两条静脉,适用4号针头将针头从静脉末梢处插入血管,并以手指将针头与鼠尾固定之后推进药液,如推注时有阻力,且局部变白,表明针头未刺入静脉,应重新穿,穿刺血管时宜从尾端开始,以便失败后可在穿刺点的上部重复进行,尾静脉注射常用左右两侧的两根静脉,因其位置较固定,容易注入,背侧的一根尾静脉易移动,腹侧一根血管是动脉,此处不能注射。小鼠每次尾静脉注射药液量0.1~0.2 mL/10 g体重。

(5)皮下注射:小鼠皮下注射通常选择在背部。注射时一人双手分别捏住小鼠头部和尾部,另一人以左手拇指和中指将小鼠背部皮肤轻轻提起,食指轻按其皮肤,使其形成一个三角形小窝,右手持注射器从三角窝下部刺入皮下,轻轻摆动针头,如果容易摆动,表明针尖已刺入皮下,可将药液缓慢注入。针头旋转拔出后,用左手在针刺部位轻轻捏住皮肤片刻,以防药液流出。一般用量为0.05~0.25 mL/10 g体重。若一人操作,左手小指和手掌夹住鼠尾,拇指和食指提起背部皮肤,右手持注射器给药(图1-4)。

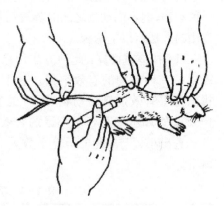

图1-4　小鼠皮下注射法

2. 大鼠

(1)捉持法:大鼠的牙齿很尖锐,不要突然袭击式地去抓它,取用时应轻轻抓住尾巴后提起避免被咬伤。如要作腹腔注射或灌胃等操作时,实验者应带上棉纱手套,右手轻轻抓住它的尾巴向后拉,左手抓紧鼠两耳和头颈部的皮肤,并将鼠固定在左手中,右手即可进行操作,若进行尾静脉注射,则可将其置于大鼠固定笼内(图1-5)。

(2)灌胃:同小鼠灌胃法。

(3)腹腔注射:同小鼠腹腔注射。

(4)尾静脉注射:同小鼠注射。

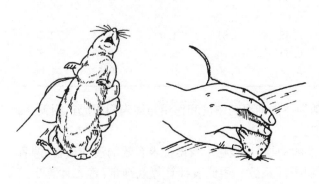

图1-5　大鼠的捉持方法

三、实验动物的处死方法

（1）静脉或心内直接注入大量空气造成空气栓塞死亡。

（2）从插管的动脉放血造成失血过多死亡。

（3）阻塞气管插管造成窒息死亡。

（4）对小鼠可采用颈椎脱位法，使延脑与脊髓断离造成死亡。

（5）用钝器敲打动物后脑造成死亡。

四、实验动物的用药剂量确定

1. 给药剂量的确定　实验动物给药剂量的确定有以下两种方法：① 参考类似药物的有关研究文献；② 如没有相关文献，可根据半数致死量（LD_{50}）或最大耐受量设计药效学实验，如可从 LD_{50} 或最大耐受量的 1/10 剂量开始探索有效剂量，也可以选择 1% 实验动物致死量（LD_1）或 5% 实验动物致死量（LD_5）开始药效学实验，然后根据药效强度和毒性反应情况适当增加或减小剂量。

已知某药对一种动物的有效剂量，但需要观察该药对另一种动物模型的作用，因药物对不同动物的等效剂量往往有一定差异，此时不宜将一种动物的有效剂量简单地用于另一种动物，但不同动物之间的等效剂量又存在一定的关系，可以按一定的公式进行换算。常用的方法有以下两种。

（1）按体重换算：此种方法用已知某种动物的有效剂量乘以一定的折算系数来推算出另一种动物的有效剂量。从下表的横栏中找出已知有效剂量的动物，从竖栏中找出待求有效剂量的动物，两者的交叉点即为该两种动物的有效剂量折算系数（表 1-2）。例如已知某药对小鼠的有效剂量为 100 mg/kg 体重，求该药对家兔的等效剂量。查出小鼠与家兔的折算系数为 0.37，则家兔的等效剂量为 0.37×100 = 37 mg/kg 体重。

表 1-2　不同动物间等效剂量折算系数

成年体重(kg)	小鼠 0.02	大鼠 0.2	豚鼠 0.4	家兔 1.5	猫 2.0	犬 12	人 60
小鼠 0.02	1.00	1.40	1.60	2.70	3.20	4.80	9.01
大鼠 0.2	0.70	1.00	1.14	1.88	2.30	3.60	6.25
豚鼠 0.4	0.61	0.87	1.00	0.65	2.05	3.00	5.55
家兔 1.5	0.37	0.52	0.60	1.00	1.23	1.76	3.30
猫 2.0	0.30	0.42	0.48	0.81	1.00	1.44	2.70
犬 12	0.21	0.28	0.34	0.56	0.68	1.00	1.88
人 60	0.11	0.16	0.18	0.30	0.37	0.53	1.00

（2）按体表面积换算：不同种属动物体内的血药浓度和作用与体表面积成正相关，因而按体表面积折算的等效剂量更为接近。

从下表的横栏中找出已知有效剂量的动物，从竖栏中找出待求有效剂量的动物，两者的交叉点即为该两种动物间的体表面积折算系数。用此表计算等效剂量，首先计算出整只动物所用的量，然后除以成年动物的 kg 体重即得每 kg 体重的剂量（表 1-3）。

表 1-3　不同动物间按体表面积折算等效剂量的系数

成年体重(kg)	小鼠 0.02	大鼠 0.2	豚鼠 0.4	家兔 1.5	猫 2.0	犬 12	人 70
小鼠 0.02	1.00	7.00	12.25	27.80	29.70	124.20	387.90
大鼠 0.2	0.14	1.00	1.74	3.90	4.20	17.80	56.00
豚鼠 0.4	0.08	0.57	1.00	2.25	2.40	10.20	31.50
家兔 1.5	0.04	0.25	0.44	1.00	1.08	4.50	14.20
猫 2.0	0.30	0.23	0.41	0.92	1.00	4.10	13.00
犬 12	0.008	0.06	0.10	0.22	0.23	1.00	3.10
人 70	0.002 6	0.018	0.031	0.07	0.078	0.32	1.00

例如,某利尿药,大鼠灌胃给药时的剂量为 250 mg/kg 体重,请粗略估计家兔灌胃给药时的剂量。按上表进行计算,1.5 kg 家兔的体表面积为 200 g 大鼠的 3.90 倍。200 g 大鼠需给 250×0.2 = 50 mg,于是家兔的适当剂量应是 50×3.90÷1.5 = 130 mg/kg。

上述不同种类动物间剂量的换算法只提供一个粗略的参考值。究竟是否恰当,只有通过实验才能了解。

2. 药物浓度与给药剂量的计算

(1) 药物浓度的表示方法:一定容积的溶液中所含溶质的量称为溶液浓度。常用的浓度表示方法有以下几种。

1) 百分浓度:每 100 mL(或 100 g)溶液中所含溶质的 g 数或 mL 数,用"%"表示。例如,25%戊巴比妥钠溶液,即指 100 mL 溶液中有戊巴比妥钠 25 g。计算公式为:

$$百分浓度(\%) = [溶质的质量(g)/溶液的体积(mL)] \times 100\%$$

2) 比例浓度:《中华人民共和国药典》(2015 版)中常见的比例浓度符号为 1:X,即指 1 g 固体或 1 mL 液体溶质加溶剂配成 X mL 的溶液,叫作比例浓度。如不特别指定溶剂种类时,都是以蒸馏水为溶剂。例如,碳酸氢钠 30 g 配成 300 mL 溶液的比例浓度是 30:300 = 1:10。

3) 摩尔浓度:以 1 L 溶液中所含溶质的 mol 数来表示溶液的浓度,叫作摩尔浓度,用符号 mol/L 表示。

(2) 给药剂量的计算:一般按"mg/kg 体重"或"g/kg 体重"计算。例如,体重 30 g 的小鼠按每 kg 体重注射 15 mg 盐酸吗啡计算,如果吗啡浓度为 0.1%,应注射多少 mL? 首先计算出 30 g 小鼠注射盐酸吗啡的量为 30/1 000:X = 1:15,X = 0.45 mg;其次计算出 0.45 mg 相当于多少 mL 0.1%吗啡,0.1%即 1 mg/mL,所以应注射 0.1%盐酸吗啡 0.45 mL。

第二章　实验动物模型研究

随着实验医学的发展,在 20 世纪 60 年代,学术界正式提出了"动物模型"的概念,经过 40 多年发展,已积累了 2 000 多种人类疾病动物模型。使用动物模型已成为现代生物医学研究中极其重要的实验方法和手段。人类疾病的动物模型是指在生物医学科学研究中所建立的具有人类疾病模拟性表现的动物实验对象和材料。

我国的中医科研工作者早在 20 世纪初就认识到动物科学实验的重要性并积极投身其中,现代中医学动物实验始于 20 世纪 20 年代的中药药理的研究。陈克恢从麻黄中提取出麻黄碱,发现有拟交感神经作用。而后中医动物模型研究的重点是中医证候动物模型实验,1993 年陈小野主编《实用中医证候动物模型学》,这一专著的问世标志中医动物模型已经形成一门独立的学科,同时也基本形成了以中医理论为指导,应用现代科学技术为手段的中医药动物模型研究体系。

时至今日,以中医理论为指导的中医动物模型的发展大致可以分为中医基础理论研究动物模型、中医方药研究实验动物模型、中医证候动物模型、中医临床各科实验动物模型以及非药物疗法的动物模型。本教材所阐述的动物模型主要用于验证中医基础理论研究,是指在中医理论指导下,采用传统与现代结合的手段与方法,研究阴阳五行、脏腑经络、气血津液、病因病机、诊法治则等中医基础理论的动物模型。

第一节　中医学动物实验的研究特点

一、中医学动物实验的优势

1. 替代人体实验,预测中药不良反应　古代中医学动物实验比较少,对药物作用只能依靠人体进行有目的或无目的的尝试来了解。所以有"神农尝百草,一日而遇七十毒"的记载。古今中外关于中药不良反应的记载并不少,如细辛、苍耳子、乌头等的致死报道,还有众多"十八反""十九畏"的报道,及中成药注射液引起的过敏性休克等。如对中药中毒的剂量、相互作用、症状及解救方法都缺乏精确认识,要想解决这些问题,最好的方法就是进行动物实验,预测中药的不良反应,为临床用药提供依据。而动物实验的发展,在一定程度上替代了人体试验,预测了中药的不良反应。

2. 缩短中医学的研究周期,加快中医发展　中医学的发展具有悠久的历史,其源远流长,可是我们也必须承认有些问题单凭临床经验需要花费很长时间才能得到解决,甚至有些问题无法解决。例如,"十八反""十九畏",临床用药长期存在异议,出现了绝对化和恪守化的分裂。可是在后来的动物实验研究中,在较短的时间内就证明了药物用量不同产生的毒性大小也不同及其产生毒性的物质基础。另外,通过动物实验对药物疗效进行验证,对方药进行筛选,也加快了中医学的发展。

3. 促进中医学理论的发展　动物实验作为现代科学技术的支撑条件之一,在中医学现代化进程中发挥了重要作用。为了验证中医学理论而设计的动物实验,其实验结果和数据成为支持中医学理论和临床有效性的有力证据,是提炼中医学理论的基本途径。通过动物实验来研究中药的药性(四气、五味、归经、升降浮沉),从药理学的角度揭示中药药性的本质,重视了药物与机体、细胞及分子之间的相互作用,使药性理论的宏观性、整体性、灵活性与药理的客观性、微观性、针对性相互渗透和结合。

4. 形成了中医证候动物模型　中医证候动物模型是在中医整体观念及辨证论治思想的指导下,运用脏象学说和中医病因、病机理论,把人类疾病原型的某些特征在动物身上加以模拟复制而成,且具有与人体疾病症状和病理改变相同或相似证候的动物。中医肾虚、脾虚、血瘀动物模型体系的建立,奠定了中医证候动物模型的基础,同时对中医学基础理论的阐明和更新、新药的开发和研究,产生了重要影响。

5. 为临床理论和实践的发展提供科学依据　中医学动物实验研究的目的在于提高临床疗效,促进中医学发展。众所周知,在研究中医模型的过程中,肾虚模型是最早建立的中医动物模型,脾虚模型和血瘀证模型是造模方法最多的证候模型。脾虚模型的造模方法及检测的多项客观指标,以及由脾虚导致的动物模型功能代谢的变化和胃肠的病理损伤,为临床脾气虚、脾不统血证候理论的深化提供了条件。现今社会,工作压力、药物滥用、环境污染、噪声及老龄化等所导致的各种慢性疾病和死亡率较高的心脑血管病、恶性肿瘤等,是中医所面临的挑战,中医必须对这些疾病进行研究,建立新的临床理论和临床实践指导。中医对肾虚模型的建立,在这方面已经做了大量的工作,多种肾虚模型的建立方法把压力、噪声、污染与中医的证结合起来,丰富了中医病因学,使中医治疗现代新生的疾病有了理论基础,同时也为中医新的学说提供了依据。

二、中医学动物实验的研究不足

1. 动物研究方法的局限性　多年来,中药研究大部分遵循西医模式,对所分离提取的纯化合物,通过层层筛选获得一个有效成分。然后在实验室严格控制的条件下,研究有效成分的药效、毒理和药动学,欲从动物身上来破解中药之谜。可往往事与愿违,出现了药、病分离的现象,那些在研究中显现疗效良好、机制明确的药物,在临床上疗效却不确切。中医药源于临床,是大量临床实践的积累,在动物研究方法上如何体现中医元素、中医特色,是值得深思的问题。严格套用西医标准的动物实验方法,生搬硬套到中医学的研究中,是促进中医学的发展还是其他,值得反思。能否探索出一种既适合中医学的研究,又能体现中医学在真实世界中的特点,衔接好那些机制清晰、疗效明确的药物与多样化的临床之间的联系,是急需解决的问题。

2. 动物实验缺乏中医特色　所谓的中医特色应体现在动物的病因或实验方法以及动物所表现出来的症状是否符合中医理论的本质内涵。中医证的形成原因是多样变化的,但是最贴近临床实践的是哪种?所以要想体现中医特色,中医证候模型的研究需要大量从临床到实验再到临床的反复验证、修改,最后从实验反证于临床的研究。

3. 动物模型既像原型又不像原型 由于动物和人类的差异性,动物模型与人类原型之间不可能完全相同,但是也要注意模型与原型之间有一定的相似性,从模型的研究能够得出原型的信息。现很大程度上我们研究出的中医动物模型既像原型又不像原型,究其原因,人生存在复杂的社会环境中,受到多种干扰因素,如社会关系、心理、性格、居处环境和职业等,同样的疾病在不同人身上表现的症状可能不一样。而我们所选用的科研动物要求其体质量、性别、生存的温度、适度、饮食等都要符合要求,其要求过于苛刻,生存在这种环境下的动物可以控制各种干扰因素。由此,利用这种实验动物造出的中医动物模型,既像原型又不像原型,它具备了人类疾病的一些症状,但是与人类发病的发展过程又有差异。中医动物实验缺乏自然病因、环境、年龄、体质等多种干扰因素,我们所造的中医动物模型只能是在外界人为因素的作用下,模拟人体的"替身"。在中医动物实验的研究中可寻找一些中医所说的"体质差异",从相似处发现规律,抓住主要矛盾,借助动物模型代替人体实验。

4. 动物实验研究与现实脱离 国家提倡基础研究,这在一定程度上促进了中医的发展,但是也出现了一系列的问题。基础研究中,人们为了研究一些药物的作用特点和机制,得到可靠的统计结果,突出实验标准化,实验控制到几乎苛刻的程度,在这种人为可控制的条件下做出来的实验研究,其结果具有统一性和整齐性,在数值上证明了中药的疗效,但是这部分药物一旦到了临床,因临床的实际情况与严格控制的实验条件的巨大反差,其应用疗效往往差别很大。所有中医科研工作者要意识到实验研究的目的是能在现实的开放环境中有用,所有医药科研的唯一目的是提高临床的疗效,是让患者确实感受到、认可的疗效。

5. 动物与人的差异性 在研究过程中,可以根据研究需要采用多种实验方法,严格控制实验条件,并可重复实验,进行多种指标的观察,这是动物实验的优点。但是人与动物之间的差异是很大的,不仅在生理、病理上,更重要的是心理和社会环境的差异。这些差异让动物模型具有统一性和可操作性,同时也使基础研究的实验数据更整齐一致。这样的结果带来了很多在动物身上证明有效的药物而对于人却无效。对动物实验的过分要求(环境、遗传、品系、分组等)是否值得我们忽略临床的真实性,而去过分推崇实验结果?对于那些已经被临床证明有效的药物,不能因为没有动物实验的证实而被轻视和否定,也不能因为没有动物实验的好文章而贬低其价值。动物实验的结果,只能给临床作为参考,而不能代替临床实践。

三、未来中医学动物实验的思考

1. 中医学动物实验的伦理问题 改善实验动物的生活条件、杜绝虐杀实验动物的现象,规范动物实验的技术操作、成立动物伦理委员会及专家组、推动"3R"研究的进展等。

2. 中医学动物实验必须充分体现中医学的基本特点 依据中医辨证论治理论,以中医病因病机为准则,采用多种方法复制"证"的动物模型,然后用药物反证法进行验证。

3. 加强中医临床研究,重视人体科学 中医证候的确立要依靠望、闻、问、切,中医的证很难在动物身上体现,人与动物存在本质的差异,必须以临床患者为载体,应在人体证候规范化的基础上研究中医证候。

4. 建立中医证候动物评价标准　优化动物的造模因素,建立规范的动物模型评价方法,选择具有特征性的评价指标。

5. 中医学动物实验研究要回归中医临床　在动物实验研究中,要把实验的标准化和临床的真实性衔接起来,实验研究的目的是实用,能在现实开放的环境中有作用,让理论研究与临床相一致。

第二节　实验动物模型的复制与研究

中医实验学的动物模型可以分为生理模型和病理模型。从中医学角度来看,无证候的动物模型即为生理模型,但通常动物模型均指病理模型,即人类疾病的动物模型。人类疾病动物模型是指生理医学科学研究中所建立的具有人类疾病模拟性表现的动物实验对象和材料,中医学实验研究用动物模型有其独特性。复制动物模型应遵循中医理论,体现中医自身的特色。

一、中医实验动物模型的选择原则

模型的塑造离不开实验动物,而实验动物不同于一般动物,是经过人工定向培育、对其所携带的微生物、寄生虫实行控制,遗传背景明确或者来源清楚的,用于科学研究、教学、生产、鉴定及其他科学实验的动物。实验动物种类繁多,不同的实验研究,有不同的目的和要求,而各种实验动物又有各自的生物学特性和解剖生理特征,因而不能随便选一种动物进行某项实验研究。实验动物的选择至关重要,要尽量选用经严格控制质量而培育的标准化实验动物,这样才能排除各种干扰因素,使实验结果准确可靠,便于进行学术交流。如根据研究目的不同,可选用经遗传学控制而培育的近交系动物、突变系动物、封闭群动物等或选用经微生物学控制而培育的无菌动物、悉生动物、SPF 动物等。

不同种系实验动物对同一因素的反应虽然往往是相似的,即有共性的一面,但也往往会出现某些特殊反映的情况,即也有特殊性的一面,实验研究中要选用那些对实验因素最敏感的动物作为实验对象,因此,不同实验动物存在的某些特殊反应在选择实验动物时更为重要。如家兔对体温变化十分灵敏,适宜发热、解热等研究;大鼠垂体—肾上腺功能发达,适宜作应激反应、垂体、肾上腺等内分泌实验研究;豚鼠易于致敏,适宜作过敏实验研究。

二、中医实验动物模型的复制方法

1. 根据辨证论治理论复制动物模型　辨证论治是中医学的基本特点之一,这里的"证",是中医学对疾病发展过程处于某一阶段出现的各种症状的概括,包括病变部位、原因、性质和邪正斗争等各方面的情况,与西医的症状不同。在中医学研究中,对"证"进行系统的研究是促进中医学术发展的关键。从证入手,复制"证"的动物模型,用于临床疗效和基础理论研究,才能保留中医精华。根据中医八纲辨证理论,中医的证可分为阴、阳、表、里、寒、热、虚、实八类证候,在造模时应以此为基础,根据研究目的复制各证的模型。

2. 根据中医藏象学说理论复制动物模型　中医藏象学说是研究人体各脏腑、组织、器官的生理功能、病理变化及其相互关系的学说,是中医学理论体系的重要组成部分。所以在实际复制的动物模型中,一定要注意脏腑定位,要使脏腑的含义符合中医藏象学说的概念。

3. 根据病因病机学说复制动物模型　病因是破坏机体相对平衡状态而引起疾病的原因,各种致病因素作用于人体所引起的疾病发生发展与变化的机制称病机。中医学认为导致疾病的原因是多种多样的,如六淫、七情以及饮食、劳逸等,在一定条件下都使人生病。在中医学的临床与实验研究中,复制动物模型时也要以中医病因病机理论为准则,对各种致病因素的性质和特点,如邪正斗争、阴阳失调、脏腑气机升降、气血功能紊乱等要充分了解,掌握它们所致病证的临床表现,采用不同的方法复制中医动物模型。

4. 根据病证结合的原则选择西医病理模型复制动物模型　如温病卫气营血证大多见于急性传染病,故采用注射大肠杆菌、肺炎双球菌等复制家兔卫气营血模型。动物可出现卫分证、气分证、营分证、血分证表现,卫气营血各组间的病理变化既有连续性,更有不同的阶段性。

5. 根据"证"的西医生理病理机制复制动物模型　将"证"置于西医的客观检测之下,研究分析机体所处的病理状态,找到许多揭示中医"证"本质的客观指标。最具有代表性的是"血瘀证"的研究。微循环障碍是血瘀证病理变化的重要标志,故采用高分子右旋糖酐致外周微循环和脑微循环障碍的方法复制高分子右旋糖酐家兔血瘀证模型。

6. 根据整体观念复制动物模型　中医学区别于西医学显著特点之一是整体观念。中医学认为人体是以脏腑、经络为内在联系的有机整体,而且与自然界间有着密切的联系。这种整体观也体现在对疾病的发生原因、演变过程的认识及临床辨证论治之中,如证的相互转变、脏腑的相互影响、病因病机的多样性等。因此,我们在中医实验研究中应用动物模型时,应该以中医学整体观念为指导,全面地考虑造模因素,观察造模动物的症状,选择适当的现代科学指标,综合判断复制的动物模型。

7. 根据中西医结合观念复制动物模型　此类模型的复制特点是综合了中西医模型的特点,是目前较少应用的一种造模方法,其优点是吸取了中、西医在造模方面的成功经验,发挥了各自对某些病证产生的致病特色。这类应用中西医结合综合因素研制的动物模型,既与中医理论的病因病机学说相联系,又与现代医学的某些疾病病理特点较相一致,有利于中西医结合理论研究的深入。

三、中医实验动物模型复制方法的研究

中医实验动物模型的复制方法可以分为模拟中医传统病因建立动物模型和根据西医病因病理复制中医动物模型。前者指根据中医传统理论,以中医"证"的理论为指导,复制的以中医证候名称为诊断的动物模型,又包括单因素造模和多因素造模两种。后者多采用特定的物理、化学、生物等致病因素,以现代医学的病因病理为依据,通过对其组织、生理生化指标的测定,复制出具有中医病名的动物模型,通过中药治疗,检测其相应指标来研究中药的作用。这也是目前应用最广的一种实验方法。

中医理论的精华在于"辨证论治","证"并不只是一个症状,包括病位(脏腑辨证)、病性(八纲辨证)、病因及病机辨证等方面的综合。中医理论的另一个精华在于"整体观念",

强调的是整体与部分的相互影响、相互制约的关系,更突出整体。现代中医药动物实验模型主要用于实验生理学、实验病理学和实验治疗学(包括新药的筛选)。动物模型的复制离不开实验动物,动物实验可以深入到直接观察难以到达的物质内部或更深的层次作用,提示一些更为具体、更为确切的规律,尤其是当需要从组织形态学角度来观察时,就更需要借助动物实验,如经络实质的研究、穴位结构的研究,中医理论"肺主通调水道""肾主骨生髓""脾主运化"等实验研究。通过动物实验不仅可以为验证中医理论提供科学的实验依据,而且可以为进一步发展中医理论提供科学的实验依据。动物模型的可重复性也是影响中医药发展的一个重要因素。由于环境、气候,以及动物模型的证候的确定等多种因素影响动物模型的发展速度和可操作性。特别是对证候的准确把握,应采用生理、病理等多项指标,测定中医不同证候数据资料,建立中医证候指标数据库心。这样才能使中医动物模型由经验动物模型走向科学实验动物模型。随着现代医学的发展,动物模型的研究越来越受到人们的重视。经过近几十年的不懈努力,我国目前已建立中医动物模型160余种,但仍需要进一步的研究。只有通过大量实验研究,借助现代医学先进的科学技术和检测方法,才能使中医实验动物模型研究更具科学性、重复性、操作性。

第三章 实验仪器与操作

第一节 离心机的使用

实验室里使用的一般都是电动离心机,电动离心机的转速非常快,工作人员在操作离心机的时候一定要注意安全问题。

一、使用步骤

(1) 接通离心机电源,打开机器开关,等待机器自检完毕。

(2) 按 open 键(机器电子锁开),打开机器盖。

(3) 根据使用需要选择合适的转子,将转子轻轻地套在旋转轴上,用六角螺丝刀旋转转子上的螺母,将转子固定。

(4) 根据转子选择适合的离心管,将样品装入 1 对离心管后,在托盘天平上调节使它们质量相等,然后对称的放入转子中,先将转子的盖子旋紧,然后盖上机器盖。

(5) 根据需要依次设置离心所需要的温度、运行程序(此项可不选择)、转速、离心时间(当触及某一项的按键时,显示屏上相对应的值会闪烁,设完一个参数可直接触及下一个按键,继续设定所需数值),设置结束后按 start/stop 键开始运行机器。

二、注意事项

(1) 离心机套管底部要垫棉花或试管垫。

(2) 电动离心机如果发出噪声或者机身振动时,应立即切断电源,即时排除故障。

(3) 离心管必须对称放入套管中,防止机身振动。若只有一支样品管,另外一支要用等质量的水代替。

(4) 启动离心机时,应盖上离心机顶盖后,方可慢慢启动。

(5) 分离结束后,先关闭离心机,在离心机停止转动后,方可打开离心机盖,取出样品,不可用外力强制其停止运动。

(6) 离心时间一般为 1~2 min,在此期间,实验者不能离开去做别的事。

第二节 光学显微镜的使用

一、使用步骤

1. 取镜和安放

（1）右手握住镜臂，左手托住镜座。

（2）把显微镜放在实验台上，略偏左。安装好目镜和物镜。

2. 对光

（1）转动转换器，使低倍物镜对准通光孔。注意，物镜的前端与载物台要保持2 cm的距离。

（2）把一个较大的光圈对准通光孔。左眼注视目镜内，右眼睁开，便于以后观察画图。转动反光镜，看到明亮视野。

3. 观察

（1）把所要观察的载玻片放到载物台上，用压片夹压住，标本要正对通光孔。

（2）转动粗准焦螺旋，使镜筒缓缓下降，直到物镜接近载玻片。眼睛看着物镜以免物镜碰到玻片标本。

（3）左眼向目镜内看，同时反向转动粗准焦螺旋，使镜筒缓缓上升，直到看清物像为止。再略微转动细准焦螺旋，使看到的物像更加清晰。

二、注意事项

1. 取镜和安放　显微镜平时存放在柜或箱中，用时从柜中取出，右手紧握镜臂，左手托住镜座，将显微镜放在自己左肩前方的实验台上，镜座后端距桌边3～6 cm为宜，便于坐着操作。

2. 对光　用拇指和中指移动旋转器（切忌手持物镜移动），使低倍镜对准镜台的通光孔（当转动听到碰叩声时，说明物镜光轴已对准镜筒中心）。打开光圈，上升集光器，并将反光镜转向光源，以左眼在目镜上观察（右眼睁开），同时调节反光镜方向，直到视野内的光线均匀明亮为止。

3. 放置玻片标本　取一玻片标本放在镜台上，一定使有盖玻片的一面朝上，切不可放反，用推片器弹簧夹夹住，然后旋转推片器螺旋，将所要观察的部位调到通光孔的正中。

4. 调节焦距　以左手按逆时针方向转动粗调节器，使镜台缓慢地上升至物镜距标本片约5 mm处，应注意在上升镜台时，切勿在目镜上观察。一定要从右侧看着镜台上升，以免上升过多，造成镜头或标本片的损坏。然后，两眼同时睁开，用左眼在目镜上观察，左手顺时针方向缓慢转动粗调节器，使镜台缓慢下降，直到视野中出现清晰的物像为止。如果物象不在视野中心，可调节推片器将其调到中心（注意移动玻片的方向与视野物象移动的方向是相反的）。如果视野内的亮度不合适，可通过升降集光器的位置或开闭光圈的大小来调节，如果在调节焦距时，镜台下降已超过工作距离（>5.40 mm）而未见到物象，说明此次操作失败，则应重新操作，切不可心急而盲目地上升镜台。

第三节　微循环显微仪的使用*

一、使用步骤

1. 检查人体甲襞、皮肤或做动物实验，显微镜作垂直使用

（1）根据需要选择高低倍物镜，操作变倍拉杆推进为高倍，拉出为低倍，一般选择低倍观察。

（2）采用适当照度的单色光照明观察物后，先根据使用者双眼距离，调整双目击者镜筒的间距，再进行显微调焦，用旋转粗微调手轮完成。旋转粗微调手轮，然后反方向旋转，280°内为微调，超过280°为粗调，再反方向旋转又为微调。双目观察时，要根据自己的视度调整目镜；先调整×10测微目镜使其分划板刻度线清晰后，旋转粗微调手轮使物象清晰，再调整双筒另一只目镜（不带分划刻度），使之得到同样清晰的物像。

（3）作甲襞等检查时，在被查者的左手无名指甲襞部位涂上香柏油，放在移动台指甲座上，调节显微镜的调焦手轮，使监视器的屏幕出现清晰的图像，再调节移动台的手轮，直至第1排血管出现。

2. 检查球结膜、唇、舌等部位，显微镜作水平使用　首先要全部拉出棱镜变倍拉杆，接好水平光源（球结膜检查时只使用卤钨灯光源，把显微镜上面的单独光纤装在卤钨灯出光孔上，打开电源开关，调节卤钨灯的调节开关，把光亮度调至适中，不宜太亮），检查球结膜、唇、舌等部位时，被检查者把脸部靠近颌架上，适当调节凳架高度，使光纤的照明点照在眼球的球结膜位置（被检查者眼睛向外侧斜视，暴露眼球的外侧的球结膜部位），先操作移动架进行粗调节，再根据需要升高显微镜架，先松开定位螺钉，将显微镜升降支架升到需要的位置，上下移动进行观察。再旋转水平调焦手轮进行前后细调焦，即可进行观察。

3. 棱镜变换拉杆的使用方法　棱镜变换拉杆共三档。

（1）全部推进时，拉杆至最里面的挡位，显微镜是垂直观察。观察甲襞、动物等在显微镜移动台上时使用；垂直物镜进入的光全部进入上部的摄像机，目镜不能观察，只能通过监视器直接观察。

（2）拉杆推至中间位置，拉杆在中间的挡位，显微镜也是垂直使用。观察甲襞、动物等在显微镜移动台上时使用；垂直物镜进入的光经过分光棱镜，一部分光进入双筒目镜，一部分进入上部的摄像机；可以通过目镜和监视器同时观察图像。

（3）全部拉出拉杆，拉杆在最外边的挡位，显微镜是水平观察使用。观察球结膜、唇、舌头时使用，目镜观察和监视器同步进行，同时也可进行显微摄影（显微摄影时必须将摄影摄像一体化接口上的棱镜变换拉杆全部拉出，当棱镜变换拉杆推进去时，只能在监视器上显示图像）。

4. 冷光源的使用方法

（1）冷光源采用汞灯和卤钨灯提供照明，左边为汞灯出光孔，右边为卤钨灯出光孔；

---

* 资料来源：徐州鑫光光学仪器有限公司.WX-6型多部位微循环显微仪使用说明书,2001.

使用时打开电源开关。按动中间的汞灯触发键,启动高压汞灯,旋动右边的卤钨灯调节开关,调节卤钨灯至合适的亮度,即可正常使用。

(2)观察甲襞时只使用汞灯照明是黑白显示,同时使用汞灯和卤钨灯时是彩色显示。

(3)观察球结膜时只使用卤钨灯光源,汞灯光源不需要打开。

二、注意事项

(1)本仪器不能与多台设备互联电源使用,避免产生的漏电流叠加产生安全隐患。

(2)本仪器避免与多台设备在同一房间使用,最好在独立的房间使用,以免其他设备对他有电磁干扰。

(3)仪器应在清洁、通风的暗室中使用,环境要求隔热、防潮、防尘、避免与化学药品、有毒气体、腐蚀性物品接近。

(4)在仪器通电工作时,各种线严禁带电插拔,所有移动、拆装均应在断电条件下进行。保持各连接线连接牢固,避免拉扯、折弯、旋转、扭转。

(5)仪器通电工作时,操作者或患者应避免汞灯的光照射眼睛,以免造成伤害。

(6)仪器不用时,应用布盖上并关闭电源。若需重新开机,必须在间隔 3 min 后才能通电,禁止频繁开关机。

三、维护和保养

微循环显微仪是一种精密光学仪器,为了保证仪器的精度,除了掌握正确的操作方法之外,还必须精心地维护和保养仪器,作定期检查,及时排除故障,以保证仪器的制造精度和延长使用寿命。

(1)室内必须干燥,空气中的相对湿度不得大于 65%,以免光学器件生雾。仪器不宜安放于暖气设备及水管附近。仪器必须安装在背光的地方,以便观察与摄影。

(2)要特别注意维护和保养仪器的光学零部件,否则由于镜头被破坏,造成仪器精度降低以至无法使用,会给使用者带来不必要的损失。本仪器的光学零件表面镀有增透膜,一定要细心保护,不可用手摸光学镜头表面。镜片表面的灰尘可用吹气球吹去,再用脱脂棉球浸少量由 20% 的无水乙醇和 80% 无水乙醚混合剂轻擦光学零件表面。为防止光学零件脱胶,应不使混合剂浸入胶合层。上下移动显微镜时,应避免物镜与工作台和被观察的手接触。一旦接触后,必须马上用上述方法擦净镜头。

(3)平时不要对着镜头说话,也不可以在仪器附近吸烟,以防生雾生霉,光学镜头及附件不用时应放入干燥缸内保存。仪器不用时应把仪器放入箱内。

(4)所有的镜头和部件用户不得自行拆卸,以防损坏,使仪器不能使用。

(5)仪器中升降和移动部位的丝杆、齿轮、齿条及燕尾槽等部位使用一段时间后会出现油脂不足或干涸现象,应及时添加润滑脂,所有油脂宜黏度适当,避免酸性。

(6)仪器使用完后,对被检查人接触的颌架和移动台等部位,应用医用酒精进行擦拭消毒。

(7)光源盒中的两种光源灯泡属于易损件,若光源盒灯泡工作发生正常损坏,应打开光源盒更换灯泡。更换时应注意调整灯光的汇聚点至通光孔的中央部位,否则会大大降低亮度。

第四节　四通道生理记录仪的使用

以研究精神意识思维对汗液分泌的影响为例,四通道生理记录仪 RM6240 生物信号采集处理系统的操作部分有以下几个步骤。

1. 开启计算机　用鼠标双击计算机屏幕上的"RM6240 生物信号采集处理系统 2.X",进入实验系统。

2. 设置参数　在窗口右侧第一通道点击"生物电",在通道模式:"时间常数"选 1 s,"灵敏度"选 200 uv,"扫描速度"选 1.0 s/div,"滤波频率"选 30 Hz;在窗口左侧参数控制区点击"选择"按钮,再点击"数字滤波",选择"低通",在弹出的窗口内转折频率填上"20",点击"确定";在窗口上面工具栏点击"50 Hz陷波开关"指令。

3. 具体操作　在工具栏点击"示波" ▶ 图标,开始示波,在示波器上观察,待波形稳定后,按下"记录"图标,分别描记受试者安静和思考状态下的波形(如需暂停,点击"暂停" ▮▮ 图标;如需停止,点击"停止" ■ 图标)。

第五节　血液流变分析仪的使用

一、工作原理

血液流变分析仪(锥板式粘度计)是新一代测试人体血液黏度的精密仪器,该粘度计结构严谨,设计合理,使用了一片中央微处理器 CPU 以控制整机稳定可靠的工作,以步进电机调整显示参数,以光电祸合器感应自动修正转速。自动恒温装置使测试条件与人体生理状态吻合。该仪器可测定人体全血黏度的高、中、低切及血浆黏度共四个参数。全血黏度的三个参数可预测血栓病,血浆黏度的高低主要反映非有形成分的血浆黏稠性,它主要与血脂成分和纤维蛋白原的含量有关,故也可以预测血栓病。是国际流变学组织推荐的检测血液黏度的方法。

二、使用步骤

(1) 打开电源开关(位于流变仪背面),此时按键面板上"仪器开关",此时右上角的指示灯由红色变为绿色,仪器开始进行初始化操作,转盘和加样针恢复到零位,仪器处于准备测试状态。

(2) 打开计算机电源,进入 SA-6000 自动血流变测试仪操作软件,根据"登录"界面的要求,选择注册的"用户名"并输入"密码"后,单击"确定"按钮,进入测试软件,仪器预温 30 min 至 37℃,然后打开打印机电源。

(3) 检查仪器右边的废液、生理盐水和清洗液的情况。接"进水 2"的清洗桶内加满生理盐水,接"进水 1"的清洗桶内加满蒸馏水及清洗液原液,按照 100:1 的比例混合,混合后充分搅拌混匀。同时点击系统中的"维护"进行加样针及液池维护。

（4）将试管中的全血手工颠倒混匀5次，按顺序插入样品盘孔内，然后点击1号样品位图标，如果标本多就点击"批量输入"，终止号处填写插在样品盘上的试管个数，最后点击"确定"。

（5）全血测试结束后，将试管放入离心机内以3 000 r/min离心30 min，然后点击1号样品位图标。如果标本多就点击"批量输入"，终止号处填写插在样品盘上的试管个数，同时将样本类型改为血浆，最后点击"确定"。

（6）点击"录入"，再点击"序号"，序号会自动增加，按"Enter"键移动录入项目，用键盘输入项目内容，并依次输入受试者基本信息。

（7）点击"搜索"，再点击"立即查询"，点击起始序号就可以看到结果，按下"Shift"键同时点击终止序号，点击"打印"，点击"确定"。

（8）点击"维护"进行加样针及液池清洗维护，结束后取出定心罩、切血板，用棉签擦拭液池及切血板表面，擦拭完毕放入切血板，盖上定心罩。然后倒掉废液桶内的废液。

（9）点击屏幕右上角的退出程序，关闭打印机及计算机主机，关闭显示器。关闭仪器前面板、后部电源开关。

第六节　无创大鼠尾动脉测压仪的使用

血压和心跳的测量跟环境因素有关，尽可能在同等客观条件下对老鼠进行测量，以减小量误差，保证结果的稳定。

一、鼠袋的使用方法

选择鼠袋（图3-1）、鼠网要与动物的大小相符合。

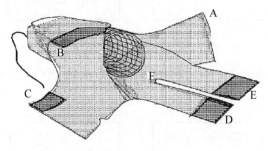

图3-1　鼠袋

（1）打开鼠袋，将鼠网放入保温筒，再将保温筒放入鼠袋，将信号线置于鼠袋下合适的位置，把右侧A片从右往左包住保温筒，并将它固定在磁条B上。

（2）左手拿好鼠袋，前端朝下，右手将入口处的布片按下图所示铺开。

（3）右手抓好老鼠，使其头部朝前，放入鼠袋，然后前端朝上，用两侧的布A、C将老鼠臀部包住，注意将C固定在A的外侧。

（4）将老鼠尾巴置于F位置，提起下侧的薄布片D、E置于布片C的外侧。

当固定好后,稍微放松片 A 和 B,可以前后移动保温筒,尽量使老鼠尾巴伸出来,然后再把片 A、B 固定好。这时若鼠网和鼠袋跟老鼠大小不符,老鼠就会在鼠网中转身,头部就不能在鼠网中固定。

多做几次固定练习,老鼠习惯后会安定下来。不能安定下来的老鼠,开始时可以固定得较紧,待其安定后再稍微将鼠袋放松。

正确用鼠袋固定老鼠见图 3-2:

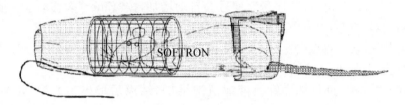

图 3-2　用鼠袋固定的老鼠

二、使用步骤

接好加压感应器的空气胶管和信号接口,打开保温器开关。加压感应器标志【▬▬】的尖端与尾巴尖端的方向保持一致,将加压感应器置于尾根处。

打开主机电源,显示【SOFTRON】后,如果上段显示【BP-98R】,并且下段显示【154】,表明测压仪工作正常(图 3-3)。【154】表示版本号,现在版本为【301】。

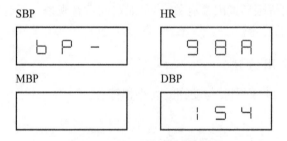

图 3-3　测压仪正常工作图

按下开始键,如果加压感应器中没有老鼠尾巴,SBP 将会显示错误【Err】(图 3-4)。

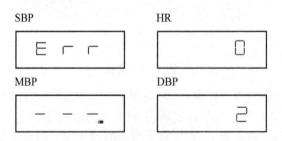

图 3-4　未放鼠尾提示错误图

当加压感应器中有尾巴时,显示的错误将消失,但若脉波较小,心拍数还是无法正确测量(图 3-5)。

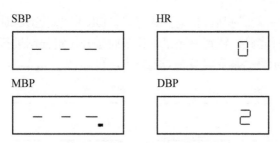

图3-5 无心拍数的脉波图

血流渐渐地流向尾巴,心跳节奏渐趋稳定,监测到的脉波如 SBP 所示:【∏ __ __】或【∏∏ __】(图3-6)。

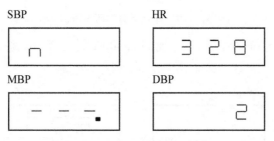

图3-6 心跳稳定的脉波图

在加压感应器监测老鼠尾巴的过程中,感应器应保持和测试台几毫米的距离,感应器也不应碰到鼠袋,一旦感应器和鼠袋发生接触,老鼠的呼吸和体动将极易成为噪声,此时将不能监测到正确的数据。

脉波逐渐变大,可以听到一定频率的"嘌嘌"心跳声(同时"HR"右下角有点闪动),此时可以用 PC 的终端软件观测老鼠的脉波(图3-7)。

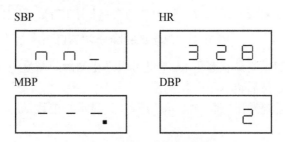

图3-7 听到心跳声的脉波图

稳定的状态持续数秒后,MBP 将显示 OK 符号【□□□】,这表明目前状态处于可测量状态(图3-8)。

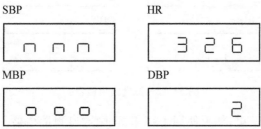

图3-8 可测量状态的测压仪

当 OK 标志显示一段时间后,自动开始测量。OK 标志不稳定时不会自动开始,此时可以按开始键强制进行测量(特别是老鼠不稳定时按开始键强制进行测量)。

开始时 MBP 显示最高加压设置值(图 3-9)。

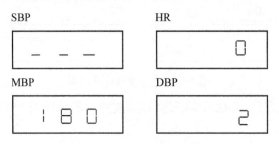

图 3-9 显示最高加压设置值

MBP 的显示渐渐减小,脉波出现时即可听到心跳声,并且 HR 显示心拍数(图 3-10)。

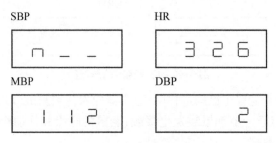

图 3-10 显示心拍数

脉波会渐渐增大,渐渐衰减,可在 SBP 窗口看到如下变化(图 3-11):

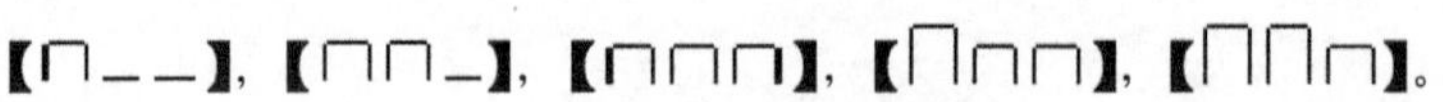

【⊓__】,【⊓⊓_】,【⊓⊓⊓】,【⊓⊓⊓】,【⊓⊓⊓】。

图 3-11 随脉波变化的 SBP 窗口

测量开始后,在加压测试状态下,▲▼键可以终止测量。测量中,动物如果骚动,测量终止时会显示【ERR】,然后进入下一次测量。

当测量结束时,系统发出"嘀—嘀—嘀"声,并且显示心拍数、最低血压、平均血压和最高血压(图 3-12)。

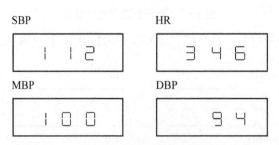

图 3-12 测量结束显示图

到这里,一次测量结束,如果使用了打印机,则输出测量结果。如果处于自动开始模式,10 s 后将紧接着下一次测量。测量完设定的次数后,发出"嘀—嘀—嘀—嘀—嘀—"的声音,表示测量结束。此时按 Start/Stop 键会进入下一轮测量。如果测量中发生错误,则会发出"嘭—"声,并显示 10 s 的错误信息,然后继续测量,直到测量完设定的次数(如发生特别的错误,将显示错误消息,终止测量)。

测量中如果老鼠体动,MBP 将会显示【Err】,如果处于自动模式,测量将在 10 s 后继续进行(图 3 - 13)。

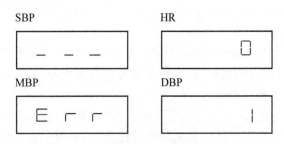

图 3 - 13　自动模式下老鼠体动显示图

能继续测量的错误(自动测量)(图 3 - 14):

【Err Lo】、【Err 1】、【Err 2】、【Err 3】、【Err Hi】

图 3 - 14　自动模式下能继续测量显示图

测试中断的错误(自动测量)(图 3 - 15):

【Err Hir】、【Err 4】

图 3 - 15　自动模式下测量中断显示图

查阅"测量结束时的错误信息及相应处理"再进行处理,如果连接了打印机,每次测量的结果都会打印出来,有错误发生的数据将不会被打印。

当设定次数的测量完成时,测压仪将发出"嘭—嘭—嘭—嘭—嘭—"声即通报结束,显示平均值,测量的平均值、SD、SE 和 CV 将会陆续从打印机打印,结束时发出"嘭—嘭—嘭—",如果按下▲▼键,可以顺序查到个别数据以及平均数据。此时个别数据和平均值的差别在于"MBP"窗口右边的点【.】(个别数据将会显示)。

数据删除和重计算:按▲▼键至欲删除的数据,长按▲键将删除此条数据,长按▼键可以移到最后平均值,再长按▼键可将数据输出到打印机。

三、注意事项

血压和心搏数与测量的时间段、环境等因素有很大的关系。如果要得到稳定的测量结果,基本条件是尽可能在同一条件下进行测量。测量的要点有两个:一是正确的固定方式;二是保温。这两个条件满足后,稍作等待就可以测量了。

1. 测量前老鼠的准备工作

(1) 测量时,以人少、安静、温暖的场所为宜。

(2) 不在动物室测量时,事先将老鼠转移到进行测量的地方,让老鼠能够适应周围环境,这样 20~30 min 老鼠就会安静下来。

（3）要注意如果测量的房间温度较低，可测量的等待时间也会延长。保温器的温度设定在 38～39℃、室温保持在 25℃ 以上的话，测量可以进行得很快。相反，达不到以上条件的话，测量就会很费时间。如果老鼠周围的温度一直达不到 20℃，那是无法进行测量的。

（4）测量的位置要避开空调等设备的风口。

2. 固定鼠袋时的要点

（1）要理解动物的习性、要多做练习。将老鼠放入鼠袋的过程太长，老鼠会抵制入袋。因此尽可能快速地将其装入鼠袋。

（2）要根据动物的大小选用鼠网和鼠袋。标准大小的保温筒可以选用三种大小的鼠袋；稍大的老鼠可以选用大的鼠袋，较小的老鼠可以在大鼠网的内侧加入一个小的鼠网，这样可以防止老鼠在里头打滚。

（3）动物的大小不合适时，鼠网固定不住其头部，老鼠在鼠袋内打滚或是转头的话，就无法安静下来。这时可以前后移动鼠袋内的保温筒，调整贴布正好让鼠袋裹住老鼠是关键的一步。

（4）一直无法安静下来的老鼠，开始时鼠袋可以固定得稍紧一些，安静下来后，可以稍稍松开一点。不要让脚露在鼠袋外面，不然老鼠很难安静下来；多做将老鼠放入鼠袋的练习，使其在 15～20 min 内达到可测量状态。老鼠经过练习也会渐渐习惯。

（5）老鼠总是无法安静不断地骚动，很多是因为固定得不够紧，这时可以把鼠袋的前半部打开，将筒向后移动，使其尾根部露出鼠袋再固定好。

3. 测量时的要点

（1）加压感应器的安放位置：原则上，应该套在尾根部。尾巴太粗时，尾巴的中央部偏向根部的位置也可以。

（2）每只的测量时间：300 g 左右的大鼠测量 3～5 次大约 15 min，小鼠大约 5 min。如果需要花更长的时间的话，说明测量的环境比较恶劣。越大的老鼠测量的时间越长。

（3）测量的时间太长：装入鼠袋的老鼠，总是不能达到测量状态。测量时间超过 30 min，应该暂时将它从鼠袋放出，隔一段时间再进行测量。脉波比较小的话，设定的温度可以适当地调高 1～2℃。

（4）无法自动开始：在自动模式下进行测量时，如出现无法自动开始的情况，可以手动开始 1～2 次，这样就会比较容易自动开始测量了。

（5）血压比较低的动物与加压上限值：测量血压比较低的动物时，设定的加压上限值过高，自动加压又设定为 ON 的时候，会出现测量错误，这时要将加压的上限值调低，把自动加压设为 OFF。

（6）小鼠的心搏与心律不齐：测量小鼠时，鼠袋过紧、测量的时间过长等都会引起心律不齐或者脉搏过缓。不要给小鼠造成压力，尽量争取短时间内结束测量。

（7）小鼠用手动开始模式测量：用自动模式无法测量小鼠时，改为手动测量。小鼠比大鼠更容易骚动，因此在自动模式下很难自动开始，测量的效率不高。观察到波形稳定时，应当立即手动开始为宜。

（8）脉波太小无法测量：长时间保温，还是出现 ERR LO 错误，这说明脉波太小。可以只测心搏数和最高血压（把测量平均压、最低压的设定关掉，再关掉自动开始，调高感度，这样就可以测最高血压了）。

4. 麻醉后或在无创状态下的血压监测 麻醉后的状态通常都是维持着麻醉前的状态,因此在麻醉之前,确保尾动脉的血液流动。麻醉之后,还要保持其可测量的体温不要因为麻醉而下降。如果在实验中不保温,血压就会渐渐地往下降(偶尔也会因为麻醉而使血压测量变得难以进行,这时把测量平均压、最低压的设定关掉,再关掉自动开始,调高感度。这样就可以测最高血压了)。

要实现无创状态下的血压监测,除了上述要点之外,还需要配备 PC 的软件。可使用软件设定监测的时间间隔。

第四章　试剂、溶液的配制

第一节　试剂、溶液的配制方法

除特殊情况外,一般试液的有效期为半年(从配制日起),但如有混浊、变色等现象时不能继续使用。

一、水溶液

以蒸馏水或生理盐水为溶媒配制而成的溶液制剂叫水溶液,配制方法为试剂或者供试样品加入适量蒸馏水或者生理盐水溶解,定容即可。

二、混悬液

对于水溶性差的脂溶性物质,可配成混悬液,配置时保证样品的均匀性,可加入助悬剂,实验室常用为羧甲基纤维素钠、聚氧乙烯脱水山梨醇单油酸酯等,二者应用时采用适量原则,能够保证溶液混悬即可。或将粗颗粒的药物粉碎成混悬剂粒度要求的分散程度,再分散于介质中制成。分散法与药物的亲水性密切相关。常采用加液研磨法(药∶液＝1∶0.4～0.6),药物质重者应采用"水飞法"等。例如配制0.1％羧甲基纤维素钠溶液,首先称取1 g羧甲基纤维素钠粉末,加入蒸馏水湿润后加热溶解,后放入蒸馏水定容100 mL即得。

三、乳剂

1. 干胶法　制备时先将胶粉(乳化剂)与油混合均匀,加入一定量的水,研磨成初乳,再逐渐加水稀释至全量。如鱼肝油乳剂的制备。

2. 湿胶法　制备时将胶粉(乳化剂)先溶于水中,制成胶浆作为水相,再将油相分次加于水相中,研磨成初乳,再加水至全量。

3. 油相水　将一定量油、水混合,阿拉伯胶置乳钵中研细,再将油水混合液加入其中迅速研磨成初乳,再加水稀释。如松节油搽剂的制备。

4. 机械法　大量配制乳剂可用机械法。如乳匀机、超声波乳化器等机械设备。

四、酊剂

1. 溶解法　按处方称取药物,加入规定浓度的乙醇溶解至需要量,即得。此法适用于制备化学药物及少数的中药酊剂,如碘酊、复方樟脑酊等。

2. 稀释法　以药物的流浸膏或浸膏为原料,加入规定浓度的乙醇稀释至需要量,混合后静置至澄明,分取上清液,残液滤过,合并即得。

3. 浸渍法　一般多用冷浸法制备,按处方量称取药材后,用规定浓度的乙醇为溶媒,浸渍3～5天,或较长的适当时间,收集浸出液,静置24 h或更长的时间,滤过,自滤器上添加原浓度的乙醇至规定量,即得。

4. 渗漉法　此法是制备酊剂较常用的方法。在多数情况下,收集滤液达到酊剂全量的3/4时,应停止渗漉,药渣压榨,取压出液与滤液合并,添加适量溶媒至所需量,静置一定时间,分取上清液,残液滤过,即得。若原料为剧毒药时,收集滤液后应测定其有效成分的含量,再加适量溶媒使其达到符合规定的含量标准。

五、溶液剂

1. 溶解法　取处方总量约2/3量的溶剂,加入药物,搅拌使其溶解,滤过,自滤器上添加溶剂至全量,搅匀即得。对热稳定而溶解缓慢的药物,可加热促进溶解,但挥发性药物或不耐热药物则应在冷却至40℃以下时加入,以免挥发或破坏损失。难溶性药物可使用增溶剂或助溶剂使其溶解,易氧化的药物应加适量抗氧剂。

2. 稀释法　将药物的高浓度溶液或易溶性药物的浓贮备液用溶剂稀释至所需浓度。

第二节　试剂、溶液浓度的表示方法

1. 溶解度的表示方法　溶解度(solubility)指在一定温度(气体在一定压力)下,在一定溶剂中达饱和时溶解的最大药量,是反映药物溶解性的重要指标。

有以下两种表示方法:

(1) 溶解度常用一定温度下100 g溶剂中(或100 g溶液或100 mL溶液)溶解溶质的最大g数来表示。

(2) 溶解度也可用物质的量浓度,也称摩尔浓度(mol/L)表示。

极易溶解:1 g或1 mL溶质能在不到1 mL溶剂中溶解。

易溶:1 g或1 mL溶质能在1～10 mL溶剂中溶解。

溶解:1 g或1 mL溶质能在10～30 mL溶剂中溶解。

略溶:1 g或1 mL溶质能在30～100 mL溶剂中溶解。

微溶:1 g或1 mL溶质能在100～1 000 mL溶剂中溶解。

极微溶解:1 g或1 mL溶质能在1 000～10 000 mL溶剂中溶解。

几乎不溶或不溶:1 g或1 mL溶质在10 000 mL溶剂中不能完全溶解。药物的溶解过程,实为溶解扩散过程;一旦扩散达平衡,溶解就无法进行。

2. 溶液浓度的表示方法

(1) 物质的量浓度:指单位体积溶液中所含溶质的物质的量。常用单位为mol/L(即1 L溶液含溶质分子量多少g)。如1 mol/L NaOH即为1 L溶液中含NaOH的量为1 mol。

（2）重量百分浓度：即溶质重量占溶液重量的百分数。如 5 g 高锰酸钾溶液，即把 5 g 高锰酸钾溶解在 95 g 水中。

（3）体积百分浓度：100 mL 体积溶液中所含溶质的体积分数。如 36％醋酸，即量取 36 mL 醋酸，加水稀至 100 mL 即成。

3. 体积比例表示法　常用 a＋b 或 a∶b 表示。a 为溶质，b 为溶剂。如（1＋5）盐酸表示 1 份体积的盐酸溶于 5 份体积的水中。

4. 质量比例表示法　6∶4 的碳酸钠与碳酸钾的混合试剂，是由 6 g 碳酸钠和 4 g 碳酸钾混合而成。

5. 滴定度表示法　用每 mL 溶液所滴定被测物质的 g 数表示（符号为 T）。

第三节　试剂、溶液配制的注意事项

配制溶液必须注意安全，思想上的疏忽常常是发生事故的原因，因此，必须严格遵守操作规程。下面简单介绍配制溶液时应该注意的安全常识。

（1）试剂瓶、量筒、容量瓶等绝对不能用灯焰或热水加热。加热烧杯、烧瓶时，下面应当垫上石棉金属网，以免局部过热、发生破裂。当用加热方法来加速物质溶解时，必须不断搅拌溶液，使物质处于悬浮状态，因底部有沉淀物的容器加热时容易发生破裂。热的玻璃仪器不能突然接触冷的物体，特别是冷水；同样，过冷的玻璃仪器不能突然加热。

（2）溶解和稀释化学药品，特别是配制固体苛性碱、浓硫酸之类的浓溶液，只能在耐热的玻璃容器（如烧杯、烧瓶）中进行，切不可在玻璃瓶（试剂瓶）、量筒、结晶皿或标本缸中配制，这些物质溶解时放出的热量会使这些容器破裂。溶解固体 NaOH、浓 H_2SO_4 等必须在开口的耐热容器中进行，并用玻棒随时搅拌溶液。试剂用多少取多少。一经取出，不得放回原瓶，以免试剂受污染。已经取出而不能用完的试剂，可另行保存。

稀释浓硫酸时，会产生大量热量，为避免酸液飞溅，必须注意，只能把酸缓缓地倒入水中，并不断搅拌；绝对不能反过来，把水注入酸内。大多数酸用水稀释时，都会产生一定的热量，因此，需要把这一规则应用于一切酸类的稀释。稀释硫酸时，如果硫酸量较大，为保证安全，应该预先把盛水的烧杯放在冷水中，一旦发现温度过高，应停止继续注入硫酸，待冷却后，再行稀释，最好是分几次进行稀释。从大瓶中取用浓酸时，应该用虹吸管吸取，因为倾倒法会洒出酸液造成事故。取用完毕，把虹吸管拿掉。

（3）配制溶液时，取用一切化学药品，均禁止用手直接拿取，这会造成试剂的污染，或手的烧蚀伤。粉碎大块碱性或酸性物质，必须戴上帽子或头巾，戴上护目镜和橡胶手套，因为粉碎时弹出来的小块苛性碱若落入眼内，它能迅速溶解而引起眼球的化学烧伤。若落入头发内则会吸收从皮肤蒸发出来的水分和空气中的水分，逐渐使固体苛性碱变成浓溶液，开始时损坏头发，继则剧烈地损伤皮肤。苛性碱能使皮肤剧烈肿胀，并逐渐变为黏性物体，而且非常难以痊愈。

（4）搬动装有强酸、强碱溶液（或其他有腐蚀性、易燃性的液体）的瓶子，必须托住瓶底，只拿住瓶颈是很危险的，因为遗留在瓶口的溶液会使玻璃表面变得很滑。平时应将瓶口周围擦干净。贮藏和搬移强酸，须将容器密闭，并另外用设备保护，以防破裂。盛有溶液的薄壁玻璃器皿(烧瓶、烧杯)搬动时也必须托住它们的底部。为了防止倾倒而发生事故,不要把腐蚀性试剂的溶液放在试剂架的顶层上。

(5) 当打开装有挥发性液体(如乙醚、浓盐酸、浓 HNO_3、浓氨水等)的瓶子时,绝对不可将瓶口对准自己或他人的脸部,特别是眼睛,因为瓶内液体由于蒸发会产生相当的压力(尤其在夏天)。当启动瓶塞时,塞子会被骤然顶出,有时会喷出一部分液体,危险性很大。最好戴上护目镜,或预先在瓶口包上湿布,用冷水冷却后,再开启瓶塞。

(6) 第一次启开试剂瓶时,瓶口石蜡要清除干净,以免落入瓶中影响使用。试剂瓶经开用后,如非一次用完,应及时封闭。尤其是一些吸湿性强的、不稳定的及易受空气中 O_2、CO_2 影响的试剂,更应如此。若为软木塞,还须用石蜡熔封。可将适量固体石蜡置于蜡锅或蒸发皿中加热熔化,不要加热到冒烟。用笔或用镊子夹些棉花蘸取石蜡涂在塞上,小瓶则可倒置浸于熔化石蜡中,并立即取出。开瓶后,应将瓶塞的底部向上搁置,以免桌面污染瓶塞或试剂侵蚀桌面。小的瓶塞可夹持在手指或手掌中间,而不要放在桌上。取完之后,应随手盖上瓶塞。

(7) 取试剂用的角匙、量筒和称取试剂用的器皿等都应保持干燥、清洁,以免影响试剂的组成和纯度。决不能用刀或钢铁器具取用酸性或强碱性试剂。量取液体,应该选用适当的量器,一次量足,不要用过大过小的量器。量取准确体积的液体,应用移液管、滴定管、容量瓶,不需准确量取体积的液体时用量筒即可。

(8) 取固体试剂时,可将试剂瓶倾斜,边转动边往外倒出。若使用角匙,每一种试剂要换一把角匙。量取液体试剂不要将移液管直接插入,可先取大致需要量于试管中,然后再用移液管吸取。

(9) 配好的溶液不要存放在容量瓶中,应贮存在细口瓶(试剂瓶)中。若是标准溶液,试剂瓶应预先用少量待装溶液洗涤 2~3 次,并随即贴上标签,标明名称、浓度、纯度和配制日期。从瓶中倒出溶液时,标签应朝向手心,这样,即便有液滴沿瓶外壁流下,也不致腐蚀标签。倒毕溶液,应将溶液瓶口在容器上靠一下,再使瓶子竖直,这样可免使遗留在瓶口的溶液流淌至瓶的外壁。

(10) 在实验中,酸碱溶液是最常用的试剂,也最容易伤害皮肤和衣服。浓酸、浓碱和苯酚都会引起严重的烧伤。因此,皮肤或眼睛一旦沾上这些溶液,必须立即用大量水冲洗,再用以下方法处理:若为酸溶液,可用 2% 左右的 $NaHCO_3$ 溶液洗涤;若为碱溶液,可用 1% 醋酸溶液洗涤,再用水冲洗。眼睛被化学药品烧伤时,须立即用大量水冲洗。冲洗眼睛时,应张开眼睑,至少冲洗 15 min。取少量浓酸、浓碱或有毒液体,应尽可能使用量筒或滴定管。若要用移液管来量取上述危险性液体时,绝对不可以用嘴吸取,而应使用吸管胶吸球、洗耳球或其他代用装置。如果被碱所伤,可再用 2% 硼酸溶液来洗眼睛;如果被酸所伤,可用 3% 碳酸氢钠溶液来洗眼睛。一旦受伤,均应请医生医治,及时采取上述措施,可以减轻烧伤程度。

(11) 提高警惕,有毒物质要严加保管。但凡发现有人员口中呼出毒物的气味,嘴唇变色,出现不省人事、精神紊乱等症状,均应怀疑药物中毒,应立即使其离开现场。如呼吸停止,可行人工呼吸,并及时请医生诊治。

如欲配制试剂,除必须了解和熟练掌握前面所述的配制方法以外,配制试剂溶液应该按照实际需要选用合适规格的试剂。精确度要求很高的分析实验,应该选用高纯度的试剂；一般的分析工作，只用一般纯度的试剂，但必须是分析用试剂。不含杂质的试剂是没有的，即使是极纯的试剂，对某些特定的分析或痕量分析，并不一定能符合要求。若对实验有影响，要先进行纯化，然后才能用于正式实验。同时，还应具备试剂原料和制造工艺等方面的知识。例如，5%纯氯化钠水溶液在25℃时 pH 应为 7.0，但有时测定其溶液 pH 为弱酸性，这是因为工业上提纯氯化钠时，最后要往溶液中通氯化氢气体，使氯化钠沉淀，因此在经过干燥而得的沉淀中有时还残留有微量的 HCl，再对试剂进行干燥加热即可。

（12）配制溶液的方法，也应该根据具体情况来选择。如定量分析用的标准滴定溶液，须精确配制；如果只作为控制反应条件和一般使用的近似浓度溶液，则只要粗略配制。这样，既能保证实验质量，又能节约时间。必须指出，选择所用试剂的纯度等级，是根据实验工作的要求决定的，这与配制方法无关。例如，在某一分析工作中，作为控制反应条件用的溶液，它可以粗略配制，不必标定。但是，试剂纯度却必须符合要求，不得有干扰物质引入。配制溶液应当用指定纯度等级的溶剂，对于大多实验工作所用的水溶液来说，应根据不同的实验要求，选用合适纯度的水作为溶剂来配制溶液。例如，普通化学实验只要用普通蒸馏水就可以了；定量分析实验用的蒸馏水，就得用去离子水或符合指定要求的蒸馏水。配制试剂时，应预先估计需要数量，不要多配或少配，以免积压浪费或多次配制而浪费时间。对于不稳定的试剂，要现配现用。计算试剂用量时，必须以该试剂标签上的分子式、分子量为根据。

第五章　中医验证性实验

验证性实验通常是指针对课程中某单一理论或原理进行的以验证已知实验结果、巩固和检验已学习过的理论知识、培养实验操作能力为目的的重复性实验。在我国实验教学实践中,验证性实验是一种传统的、常见的实验类型。

第一节　肝主疏泄对胆汁分泌影响的实验观察

【实验目的】

(1) 给大鼠灌注疏肝药香附水煎液,以观察比较给药前后大鼠胆汁分泌的差异,加深对中医学"肝主疏泄"而利胆理论的理解。

(2) 香附具有疏肝利胆作用,本实验意在观察肝主疏泄对胆汁分泌的影响。

【实验原理】

香附增强肝的疏泄功能从而促进胆汁的分泌和排泄。

【实验材料】

1. 实验动物　大鼠 1 只。

2. 实验仪器与器材　手术刀(柄)、镊子(小)、注射器(1 mL 1 付、5 mL 1 付)、针头(5 号 5 枚、8 号 1 枚)、直径 1 mm 塑料管 2 只、动物固定板 1 块、电子秤 1 台、试管 2 只、鼠笼 1 个。

3. 实验试剂　10% 水合氯醛、1∶1 香附水煎液。

【实验方法】

(1) 取大鼠 1 只,称重后取 10% 水合氯醛溶液进行腹腔注射麻醉。

(2) 取麻药量(2 mL/kg 体重),在大鼠腹中线中下端左或右 0.5～1 cm 处,注射器以 30°～45°刺入大鼠腹腔,然后稍微回抽确定无黄色或者红色液体后,再慢慢推入(图 5-1)。

(3) 待大鼠肢体出现瘫软,然后以镊子刺激大鼠角膜、耳朵或者尾巴,肢体无任何反应,则提示麻醉成功。

(4) 将大鼠以仰卧位固定于动物固定板上,绑缚其四肢及牙齿。在剑突下 2～3 cm 的区域

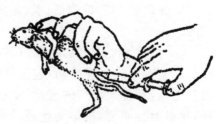

图 5-1　大鼠腹腔注射方法

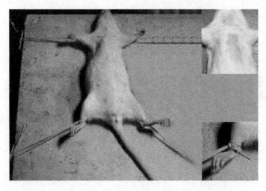

图 5-2 大鼠固定在鼠板上示意图

（图 5-2），先用剪刀备皮，再以手术刀剖腹作正中切口，沿腹白线打开腹腔、以无齿镊提出胃，沿胃拉出十二指肠，再到胆总管，一段黄色透明的细小管道。稍作分离后，在胆管下段逆着胆汁流向用眼科剪刀，剪一小口，然后插入细塑料管引流胆汁。

（5）待胆汁流出稳定后，用试管收集 5 min 胆汁，记录流出量（或滴数）。

（6）于大鼠十二指肠部位注射香附水煎液（0.1 mL/100 g 体重），用试管收集 5 min 胆汁，记录流出量（或滴数）。

【实验结果】

请将结果填于表 5-1。

表 5-1　注射香附水煎液前后大鼠胆汁分泌量变化记录表

实验大鼠	给药前 6 min	给药前 3 min	给药后 3 min	给药后 6 min
胆汁分泌量				
结　　论				

【注意事项】

（1）麻醉适度、勿过浅过深。

（2）尽量减少手术出血量。

（3）牵拉胃肠要轻，注意保护内脏器官。

（4）动物注意保温（天冷尤为重要）。

【思考题】

于大鼠十二指肠部注射香附水煎液后胆汁分泌有何变化？变化的原理是什么？怎样理解肝胆之间的关系？

【总结】

（一）肝

肝脏位于横膈之下，腹腔之右上方，右胁之内，为刚脏，体阴而用阳，与胆互为表里。肝的生理功能有以下两个方面。

1. 主疏泄　疏，即疏通；泄，即发泄、升发。泛指肝脏疏通、宣泄、条达升发的生理功能。

（1）调畅气机：气机，泛指气的升降出入运动。指肝促进着气的升降出入的有序运动。人体的生理活动，包括呼吸、食物的消化、水液的代谢、血液的运行以及生殖功能等，都依赖于气的推动，受肝主疏泄功能的调节。肝疏泄功能正常则气机调畅，津血运行通利，机体的生理功能也正常；反之可导致气机失调而出现相应的病理变化。

(2) 促进脾胃的运化：肝的疏泄功能正常能协调脾胃纳运升降运动平衡。

一是促进脾胃的升降：脾升胃降的气机运动，受到肝气疏泄功能的调节，肝的疏泄功能正常，人体气机调畅，脾胃才能升清降浊有序，食物方能得以正常的消化吸收与输布。

二是分泌胆汁，以助消化：肝的疏泄功能正常，胆汁才能正常的分泌和排泄，有助于脾胃的运化功能。

(3) 调畅情志：人的情志活动，以气血为物质基础。肝主疏泄，调畅气机，促进气血运行，故能调畅情志。

(4) 促进和调节生殖功能：一是女子胞月经的排泄和胎儿的孕育。二是可影响到男子的生殖功能。

2. 主藏血　肝脏具有贮存血液、调节血量和防止出血的生理功能。唐·王冰注释：肝藏血，心行之，人动则血运于诸经，人静则血归于肝脏。

(二) 胆

胆为中空的囊状器官，内藏胆汁。胆汁属人体的精气，故《灵枢·本输》称之为"中精之腑"，亦有医家称为"中清之府"。其状类腑，内藏胆汁适时排泄，具有"藏而不泄"的特性，故为六腑之一，又其内藏精汁，与六腑功能有别，故称奇恒之腑。胆的生理功能如下：

1. 贮藏和排泄胆汁　胆汁为黄绿色液体，为肝之余气所化生。《东医宝鉴》曰："肝之余气，泄于胆，聚而成精。"胆汁在肝内生成后，在肝的疏泄功能作用下适时的排泄，以助消化。

2. 主决断，调节情志　胆在精神意识思维活动中，具有判断事物、做出决定的作用。

(三) 肝与胆关系

肝位于右胁，胆附于肝叶之间，肝与胆五行均属木，经脉又相互络属，构成脏腑表里相合关系。二者关系主要表现在消化功能与精神情志活动方面。

1. 疏泄胆汁，帮助消化　肝主疏泄，分泌胆汁，胆附于肝，贮藏、排泄胆汁。肝的疏泄功能正常。胆才能贮藏排泄胆汁；胆汁排泄正常，肝才能发挥正常的疏泄作用。肝胆共同合作使胆汁疏泄到肠道里，以帮助脾胃消化食物。

2. 肝胆相济，谋虑决断　肝主疏泄，调节精神情志；胆主决断，与人之勇怯有关。肝胆相互配合，相互为用，人的精神意识思维活动才能正常运行，故《类经·藏象类》曰："胆附于肝，相为表里，肝气虽强，非胆不断，肝胆相济，勇敢乃成。"

(四) 香附

1. 别名　香头草、回头青、雀头香(《江表传》)，莎草根(《名医别录》)，香附子(《新修本草》)，雷公头(《本草纲目》)，香附米(《本草求真》)，猪通草茹(《陆川本草》)，三棱草根(《中药志》)，苦羌头(《中药材手册》)，东香附，毛香附。

2. 性味　辛、微苦、甘，平。

(1)《名医别录》：味甘，微寒，无毒。

(2)《本草衍义》：味苦。

(3)《滇南本草》：性微温，味辛。

(4)《本草纲目》：气平，味辛微苦微甘。

3. 归经　入肝、三焦经。

(1)《本草纲目》：手足厥阴、手少阳经,兼行十二经、八脉气分。

(2)《雷公炮制药性解》：入肺、肝、脾、胃四经。

4. 功能与主治　理气解郁,调经止痛,安胎。主胁肋胀痛,乳房胀育,疝气疼痛,月经不调,脘腹痞满疼痛,嗳气吞酸,呕恶,经行腹痛,崩漏带下,胎动不安。

5. 现代研究：

(1) 主要成分：含葡萄糖、果糖、淀粉、挥发油。挥发油中主要为香附子烯(cyperene)、香附醇(cy-perol)、异香附醇(isocyperol),并含 β-蒎烯(β-pi-nene)、莰烯(camphene)、1,8-桉叶素(1,8-cineo-le)、柠檬烯(limonene)、芹子三烯(selinatriene)、β-芹子烯(β-selinene)、α-香附酮(α-cyperone)、β-香附酮(β-cyperone)、香附醇酮(cyperolone)、莎草薁酮(rotundone)、环氧莎草薁酮(epoxyguaine)、考布松(kobusone)及异考布松(isokobusone),亦含三萜类、黄酮类及生物碱等。

(2) 药理作用：

1) 对中枢神经系统的作用

A. 对阈下剂量戊巴比妥钠的协同作用：刘国卿等报道,给小鼠分别腹腔注射不同剂量香附挥发油 0.03 mL/kg、0.06 mL/kg 及 0.10 mL/kg(分别为 1/10、1/5、1/3 半数致死量),给药后 30 min,各组的小鼠均腹腔注射阈下剂量的戊巴比妥钠 20 mg/kg,以翻正反射消失为睡眠指标,观察各组的睡眠鼠数。结果表明,不同剂量的香附挥发油均能明显协同戊巴比妥钠对小鼠的催眠作用。

B. 对正常家兔的麻醉作用：给家兔分别缓慢静脉注射不同剂量的香附挥发油 0.050 mg/kg、0.075 mg/kg 及 0.100 mg/kg,平均麻醉时间依次为 9.0 min、15.0 min、28.5 min。各组动物给药后翻正反射迅速消失,在 0.050 mg/kg 剂量组,家兔痛反应及角膜反射迟钝,听反应存在;其余两个剂量组家兔痛反应及角膜反射完全消失,听反应存在。各组家兔在给药后均有四肢强直现象,约 3 min 后消失。

C. 协同东莨菪碱的麻醉作用：以翻正反射消失为麻醉指标,观察各组家兔的平均麻醉时间。第一组静脉注射香附挥发油 0.075 mL/kg,均出现翻正反射消失;第二组脑室注射东莨菪碱;第三组静脉注射香附挥发油 0.035 mL/kg(未出现翻正反射消失),随后脑室注射东莨菪碱 2 mg/kg。结果显示,0.035 mL/kg 的剂量无麻醉作用,而能明显地延长东莨菪碱的麻醉时间,但并不影响麻醉深度。

D. 对戊四唑惊厥的影响：给小鼠腹腔注射香附挥发油 0.1 mL/kg(1/3 半数致死量),给药后 30 min,皮下注射戊四唑 85 mg/kg,观察小鼠阵挛性惊厥数。结果表明,香附挥发油对戊四唑引起的小鼠惊厥无保护作用。Singh N 等亦报道香附醇提取物对小鼠戊四氮和电休克无保护作用。

E. 解热镇痛作用：邓素贞等报道,给小鼠皮下注射 20% 香附醇提取物,能明显提高小鼠的痛阈。刘国卿等用热板法测定痛阈,给小鼠腹腔注射香附挥发油 0.1 mL/kg,以腹腔注射盐吗啡 10 mg/kg 作对照,分别于给药后 15 min、30 min、60 min 及 90 min 测定各鼠的痛阈。结果表明,香附挥发油无明显镇痛作用。Gupta MB 报道,香附醇提取物中所含的三萜类化合物(Ⅳ-B)5 mg/kg 灌服的镇痛效果与 30 mg/kg 阿司匹林相当。香附醇提取物对注射酵母菌引起的大鼠发热有解热作用,其效价约为水杨酸钠的 6 倍,其解热有效成分也是三萜类化合物。

F. 降温作用：给大鼠腹腔注射香附挥发油 0.1 mL/kg，以腹腔注射氯丙嗪 5 mg/kg 作阳性对照，给药前后分别测定大鼠直肠体温。结果表明，给予香附挥发油 30 min 后可明显降低大鼠正常体温，较氯丙嗪的降温作用强，但作用不及氯丙嗪持久，随后大鼠体温逐渐恢复正常。

2) 对心血管系统的作用：苏联学者 Akperbekova. BA 等报道，给蛙皮下注射香附水或水-醇提取物，可使蛙心停止于收缩期。较低浓度时，对离体蛙心，以及在位蛙心、兔心和猫心有强心作用或减慢心率作用。香附总生物碱、甙类、黄酮类和酚类化合物的水溶液亦有强心和减慢心率作用，并且有明显的降压作用。刘国卿等研究了香附挥发油对猫血压的影响。用氯醛糖 80 mg/kg 进行麻醉，记录猫颈动脉血压。给麻醉猫静脉注射香附挥发油 0.1 mL/kg 后 15 s，猫血压开始下降，150 s 后比正常血压降低 10.7～13.3 kPa，5 min 后血压开始回升，8 min 后血压基本恢复正常水平。故认为短暂的血压下降与其局部作用有关。Singh N 等用香附乙醇提取物 20 mg/kg 静脉注射于麻醉犬，血压缓缓下降，持续 0.5～1 h。乙醇提取物不影响肾上腺素和乙酰胆碱对血压的作用，但能部分阻断组织胺的作用。

3) 雌激素样作用：Indira M 等报道，去卵巢大鼠试验表明，香附挥发油有轻度雌激素样活性。挥发油 0.2 mL，间隔 6 h 皮下注射 2 次，48 h 后阴道上皮完全角质化；0.3 mL 给药 3 次时，在大量角质化细胞中出现很多白细胞。白细胞的出现可能是挥发油的刺激作用所致。从挥发油分离出的成分中，以香附烯(Cyperene) I 的作用最强，但不及挥发油本身。阴道内给药时，挥发油、香附烯 I 和香附酮可致上皮角质化，而香附醇和香附烯 II 则全无作用。有效成分全身给药的有效量不超过局部用药量一倍。故认为，这些成分可能属于雌激素原一类，在体内转化后活性增强。香附的这一作用是其治疗月经不调的主要依据之一。

4) 对子宫的作用：张发初等报道，5％香附流浸膏对豚鼠、兔、猫和犬等动物的离体子宫，无论已孕或未孕，都有抑制作用，使其收缩力减弱、肌张力降低。其作用性质与当归素颇相似，但较弱。

5) 抗炎作用：Singh N 报道，香附醇提取物 100 mg/kg 腹腔注射，对角叉菜胶和甲醛引起的大鼠脚肿有明显的抑制作用。此作用强于 5～10 mg/kg 氢化可的松。Gupta MB 研究证明其抗炎成分为三萜类化合物。其中成分 IV-B 对角叉菜胶所致脚肿的抗炎作用，比氢化可的松强 8 倍，安全范围大 3 倍。对甲醛性脚肿亦有抑制作用。灌胃和腹腔注射的效力之比为 1:3，说明可能只在消化道内部分吸收。

6) 对肠管的作用：刘国卿等报道，按常规方法制备家兔离体肠管，用记纹鼓描记香附挥发油对离体肠管的影响。结果表明，当香附挥发油浓度为 5 μg/mL 时可抑制肠管的收缩，当浓度增加至 20 μg/mL 时，明显的抑制作用，使肠管收缩幅度降低、张力下降。Singh N 亦报道，香附醇提取物 20 μg/mL 浓度时，对离体兔回肠平滑肌有直接抑制作用。

7) 抗菌作用：体外试验，香附挥发油对金黄色葡萄球菌有抑制作用，对其他细菌无效。香附烯 I 和 II 的抑菌作用比挥发油强，且对宋内氏痢疾杆菌亦有效。氢化可的松不影响其抗菌作用。香附酮则完全无效。香附提取物对某些真菌亦有抑制作用。

第二节 "汗为心之液"的实验观察

【实验目的】

通过观察不同的心神状态(安静或不同的精神意识思维活动)对皮肤电流的影响,从而启发和加深精神意识思维活动与汗液之间关系的认识,以及各种心神状态下产生不同的皮肤电流的对比观察。

【实验原理】

汗液为津液所化生,津血同源于水谷精气,故血汗同源。心主血脉是心藏神的物质基础之一,不同的神志变化影响汗液的生成。

【实验材料】

1. 实验仪器及器材　四导生理记录仪1台、电脑1台、电极板3块、实验床1台、棉球适量。

2. 实验试剂　75%酒精、生理盐水。

【实验方法】

(1)受试者平卧于实验床上,暴露左前臂及右小腿。

(2)用75%酒精、生理盐水依次擦净受试者左手劳宫、内关穴,右小腿内侧皮肤。

(3)引导电极用一红色线接的电极板直接置于劳宫穴;参考电极用另一绿色线接的电极置于内关穴;人体接零点为一黑色导线电极置于右小腿内侧,并加以固定,连接好电脑。

(4)受试者处于安静状态,嘱其不考虑任何问题,肢体不能动弹。

(5)将电脑与四导生理仪用导线连接好,打开电脑开关并启动程序,先在电脑上观察,待波形稳定后再进行测试。

(6)间断地给被试者以若干个刺激(让其快速思考问题或给予声光刺激)观察其皮肤电流的波形变化,并记录。

【实验结果】

请在实验报告中描绘出人在安静和思维活跃时的两种曲线图。

【注意事项】

(1)不要任意多调生理记录仪的旋钮,以防损坏贵重仪器。

(2)必须保持电极板与皮肤的良好接触。

(3)受试者必须保持肢体的绝对静止状态,不能任意动作,否则将影响皮肤电波形。

(4)若生理记录仪出现交流干扰,及时请指导老师排除。

【思考题】

通过本实验你对"心"与汗液之间的关系是怎样认识的?

【总结】

(一)血与津液的关系

血与津液均为液态物质,都有濡养和滋润的功能。在生理上相互补充,相互转化,表现为"津血同源"和"津血互生"两个方面。

1. 津血同源　是指两者来源相近,血和津液的生成都来源于脾胃化生的水谷精气。当饮食摄入不足或脾胃功能失调时,皆可引起津血的化生不足而产生津亏血少的病变。

2. 津血互生　是指因津血同源,津血之间在生理上可以相互滋生、相互转化。津液不断地渗入脉中,与营气相合,化为血液;脉内的血液,其液态成分释出脉外,便化为津液。两者盛则同盛,衰则同衰。

（二）血与汗的关系

汗液,是人体的津液通过阳气的蒸化,从玄府(汗孔)排出的液体。《素问·阴阳别论》曰:"阳加于阴谓之汗。"汗为津液所化,血与津液相互化生,均来源于水谷精气,故"血汗同源"。《灵枢·营卫生会》曰:"夺血者无汗,夺汗者无血。"汉代张仲景也告诫"衄家不可发汗""亡血家不可发汗"。

（三）心主血脉与心藏神的关系

1. 心主血脉　主,主持、管理之意。血,指血液,人体重要的营养物质。脉,指经脉,为气血运行的通路,中医称为血府。指心脏推动血液在经脉内运行的生理功能,包含了心主血和心主脉两个方面。

（1）心主血:即心能推动和调控血液的运行和生成,以输送营养物质于全身脏腑形体官窍。首先体现在心脏正常搏动推动血液输送全身,发挥血的濡养作用。其次心有生血的作用,脾胃运化的水谷精气,经心而化为血。

（2）心主脉:心能推动和调控心脏的搏动和脉道的运行,使脉道通利,血流通畅,营养物质输送于全身脏腑形体官窍。

2. 心藏神　又称心主神明或心主神志,指心具有主持人的精神意识、思维、情志活动的功能。在中医学中,神的基本含义有二,即广义的神和狭义的神。广义的神指人体生命活动的外在表现,是对人体生命活动的高度概括。可以通过人的眼神、表情、语言、动作等反映于外,又称"神气"。狭义的神指人的精神、意识、思维活动。《素问·阴阳应象大论》曰:"人有五脏化五气,以生喜怒悲忧恐。"中医学认为,人的情志活动虽然归属于五脏,但与心的关系最为密切。心为君主之官,神明之府,是精神活动产生和依附的脏器。《灵枢·本神》曰:"所以任物者,谓之心",说明接受外界客观事物的信息并做出反应的是心。《灵枢·邪客》曰:"心者,五脏六腑之大主也,精神之所舍也",说明心是产生神志活动的场所。

3. 血液与神志关系　血液是神志活动的物质基础,人的情志活动以气血为物质基础。《素问·八正神明论》曰:"血气者,人之神。"心主血脉,推动血液在脉管中循环运行,输送营养而达全身。心只有具有主血脉的功能,才具有主神志的功能。《灵枢·本神》曰:"心藏脉,脉舍神。"《灵枢·营卫生会》曰:"血者,神气也。"心主血脉功能改变必然会导致神志改变。神志活动的改变反过来也会影响心主血脉的功能。《理虚元鉴》曰:"以后天运用之主宰论,则神役气,气役精。"

第三节 肺"吸清呼浊"与"外合皮毛"的实验观察

一、肺"吸清呼浊"实验

【实验目的】

通过实验,理解"肺主呼吸之气",肺具有"吸清呼浊"的生理功能。

【实验原理】

肺主呼吸之气,通过呼浊吸清,完成体内外气体的正常交换。

【实验材料】

实验仪器及器材 蜡烛 2 只、火柴 1 盒、500 mL 烧杯 2 只、输液胶管 1 根、秒表 1 只。

【实验方法】

点燃两只蜡烛,分别用两只烧杯罩上,再用胶管插入其中的一只烧杯内,并立即向杯内徐徐吹入呼出气,同时记录从开始吹气起到两支蜡烛熄灭的时间。

【实验结果】

两只玻璃罩内蜡烛熄灭的时间是否一样? 如不一样,那么哪一个玻璃罩内的蜡烛先熄灭? 为什么?

【注意事项】

(1) 吹气时保持频率的缓慢匀速,防止频率过快而吹灭蜡烛。

(2)尽量保证实验时两只烧杯的密封。

【思考题】

人体的吸清呼浊功能是通过哪一脏器来实现的,其生理机制是什么? 临床有何意义?

【总结】

肺主气司呼吸,主,主持,管理之意。气是构成和维持机体生命活动的基本物质。肺主气,指肺有主持、调节各脏腑经络之气的功能,包括主呼吸之气和一身之气。

1. 主呼吸之气 肺为呼吸器官,是体内外气体交换的重要场所。通过肺的呼吸,吸入自然界的清气,呼出体内的浊气,从而完成体内外气体的正常交换,并促进气的生成,调节气的升降出入运动,维持机体的新陈代谢和生命活动。故《素问·阴阳应象大论》曰:"天气通于肺。"

2. 主一身之气 《素问·五脏生成》曰:"诸气者,皆属于肺。"主要体现在以下两个方面。

(1)气的生成:肺参与全身之气的生成,特别是宗气的生成。宗气生成来源于肺吸入的自然界的清气和脾胃运化的饮食物中的水谷精微之气。机体各种功能活动都与宗气有关,而宗气的生成又有赖于肺的呼吸功能,所以肺通过参与宗气的生成而起到主一身之气的作用。

(2)气机的调节:气机,泛指气的升降出入运动。肺有节律的一呼一吸,对全身气的升降出入运动起着重要的调节作用。

二、肺"外合皮毛"实验

【实验目的】

通过动物实验,从物种进化的角度来体会"肺外合皮毛"的理论。

【实验原理】

肺气宣发,宣散卫气于体表,同时将津液和水谷精微向上向外布散于全身皮肤。

【实验材料】

1. 实验动物 牛蛙或蟾蜍 1 只。

2. 实验仪器与器材 小铁笼 1 个或 500 mL 烧杯 1 只、液状石蜡、棉签。

【实验方法】

(1) 取牛蛙 1 只,置烧杯内观察其正常呼吸方法、动度变化并记录 1 min 内呼吸次数。

(2) 以棉签粘取液状石蜡,涂蛙的全身后,观察呼吸方法、动度变化以及 1 min 内呼吸次数。

【实验结果】

涂液状石蜡后牛蛙的呼吸方式及呼吸次数 1 min 内动度有无变化? 为什么? 联系有关物种变化的知识,进一步讨论实验所出现的变化。

【注意事项】

(1) 实验时保持室内安静,勿惊扰蛙。

(2) 沾涂液状石蜡时尽量覆盖牛蛙全身。

【思考题】

肺外合皮毛对临床实践有何指导意义?

【总结】

肺在体合皮,其华在毛。皮,指皮肤,是一身之表,具有防御外邪,调节津液代谢,调节体温和辅助呼吸的作用。毛,指毫毛。肺对皮毛的作用主要体现有两方面:一是肺气宣发,宣散卫气于体表,以利于卫气温分肉,充皮肤,肥腠理,司开合及防御外邪的作用;二是肺气宣发,将津液和水谷精微向上向外布散,滋养皮肤使之红润光泽;营养毫毛,使其光泽黑亮。

第四节 "肾主小便"的实验观察

【实验目的】

肾为水脏,主全身水液代谢。通过观察动物尿量的变化,来理解肾主小便的功能。

【实验原理】

肾中精气的气化作用能调节体内津液代谢平衡,司膀胱的开合,使尿液适时排出体外。

【实验材料】

1. 实验动物 兔或犬。

2. 实验仪器及器材 动物固定台、手术器械、塑料管、记滴器、注射器、针头。

3. 实验试剂 25％葡萄糖、3％戊巴比妥钠、100％五苓散煎剂、生理盐水。

【实验方法】

（1）按 1 mL/kg 的计量由耳缘静脉注入 3％戊巴比妥钠,待麻醉后,将动物仰卧固定。

（2）在下腹部近心耳联合上缘,作正中切口,长 4～6 cm 暴露膀胱,排空尿液后将膀胱轻轻拉出,在膀胱三角找到输尿管,在输尿管进行膀胱端结扎,向肾端剪一小口,然后插入充满生理盐水的输尿管套管。

（3）切开颈部正中皮肤,于皮下找到颈总静脉,插入输液管。

（4）静脉滴注生理盐水 50～100 mL,并记录量作基础对照。

（5）经颈总静脉输入药物 20 mL,15～20 min 后记录尿量。

（6）比较（4）（5）两项结果。

【实验结果】

通过本实验对尿量变比的观察,分析输入中药煎剂后尿量变化,从中医脏腑生理功能出发,讨论尿液的产生与排泄。

【注意事项】

（1）麻醉适度、勿过浅过深。

（2）尽量减少手术出血量。

（3）牵拉脏器要轻柔,防止伤及内脏器官。

（4）注意实验动物保温（天冷尤为重要）。

【思考题】

肾是如何主管小便的产生与排泄的。

【总结】

（一）肾主水和气化

肾主水,主要指肾中精气的气化功能,对体内津液的输布和排泄,维持体内津液代谢的平衡起着极为重要的作用。故《素问·逆调论》曰:"肾者水脏,主津液。"

肾主水主要体现在两个方面:一是肾的气化作用对全身津液代谢的促进作用。进入人体内的水液,必须在阳气的蒸化下,输布全身而起滋润濡养作用。代谢后的水液,也经过气化才能化为汗、尿等排出体外。二是肾升清降浊,司膀胱的开合。中医学认为,代谢过程中的部分水液下达于肾,经肾的气化而升清降浊,其清者上输于肺,重新输布全身,参与水液代谢;浊者则下注膀胱,化成尿液,排出体外。

（二）五苓散（《伤寒论》）

1. 组成 猪苓 9 g,泽泻 15 g,白术 9 g,茯苓 9 g,桂枝 6 g。

2. 用法 捣为散,以白饮和服方寸匕（6 g）,日 3 服。多饮暖水,汗出愈,如法将息。

3. 功用 利水渗湿,温阳化气。

4. 主治 ① 蓄水证,小便不利、头痛微热、烦渴欲饮甚则水入即吐,舌苔白、脉浮;② 水湿内停,水肿、泄泻、小便不利以及霍乱;③ 痰饮,脐下动悸、吐涎沫而头眩或短气而咳者。

第五节 "气能摄血"的实验观察

【实验目的】

观察补气药黄芪在生理状况下对小鼠凝血时间的作用,以加深对"气能摄血"理论的认识,并加强对黄芪补气功能的认识。

【实验原理】

"气为血之帅",气对血有固摄作用,能约束血液,使之循脉而行,防止其逸出脉外。

【实验材料】

1. 实验动物 18～22 g 小鼠,雌、雄各半,共 10 只。

2. 实验仪器与器材 粗天平、玻片、OT 注射器、注射针头、毫针、手术剪、小鼠盒、秒表。

3. 实验试剂 黄芪注射液、生理盐水。

【实验方法】

(1) 取 40 只小鼠称重和标记后,随机分成黄芪注射液组和生理盐水组,各 20 只,雌雄各半。

(2) 分别在小鼠尾末端剪其尾,将血液滴在玻片上,血滴直径为 5 mm,立即用秒表计时。

(3) 每隔 5 s 用毫针自血滴边缘向里轻轻挑动一次,并观察有无血丝挑起,从采血开始至挑起血丝止,所经历时间为凝血时间,记录凝血时间并编号。

(4) 在剪去尾端的小鼠腹腔内分别注射黄芪注射液和生理盐水,剂量均按 0.1 mL/10 g 注射。

(5) 待 30 min 后,用同样的剪尾方法取血,观察凝血时间,并记录。

(6) 比较腹腔注射黄芪注射液以及生理盐水前、后小鼠凝血时间。

【实验结果】

请将结果填于表 5-2。

表 5-2 "气能摄血"实验结果记录表

项目 / 编号	凝 血 时 间(s)			
	实 验 组		对 照 组	
	用 药 前	用 药 后	用 药 前	用 药 后
1				
2				
3				
4				
5				
平均时间(s)				

【注意事项】

（1）药物进行腹腔注射时，注意操作手法及方式，避免刺伤脏器，损伤内脏而致死。

（2）采集所需血量即可，尽量减少出血量。

【思考题】

（1）用药前后两组小鼠的凝血时间有何差异？原理是什么？

（2）黄芪注射液在凝血中有什么作用？

【总结】

（一）气与血之间的关系

气属阳，主动，主煦之；血属阴，主静，主濡之。两者之间关系可概括为"气为血之帅，血为气之母"。指气能生血、行血、摄血；血能载气和养气。

1. 气能生血　气能生血指气能参与并促进血的生成，体现在两个方面：一是营气直接参与血的生成，是血液的重要组成成分。二是气化作用是血液生成的动力。故"血不独生，赖气以生"（《医论·三十篇》）。

2. 气能行血　气能行血指血液的运行离不开气的推动。气是推动血液在脉中循行的动力。杨士瀛说："气者，血之帅也。气行则血行，气止则血止。"（《仁斋直指方论》）

3. 气能摄血　气能摄血指气具有统摄血液在脉中循行，防止其逸出脉外的功能。气的固摄作用的体现，主要与脾气的通血功能有关。

4. 血能载气　血能载气指血是气的载体。气的活力很强，易于脱失，必须依附于血而不致散脱。清代唐容川说："载气者，血也""守气者，即是血"。

5. 血能养气　血能养气指气的充盛及其功能发挥离不开血液的营养，故有"气赖血补"之说。

（二）黄芪

1. 别名　又称黄耆、戴椹。首见于《神农本草经》，再释其名于《本草纲目》及《本草原始》。李时珍释其名曰："芪又同耆，耆，首也，黄耆色黄，为补药之长，故名，今俗作黄芪。"

2. 性味　甘，微温。

3. 归经　归肺、脾经。

4. 功能与主治　健脾补中，升阳举陷，益卫固表，利尿，托毒生肌。用于脾气虚证、肺气虚证、气血亏虚证。尚有补血行滞、补气摄血、补气生津的作用。

5. 现代研究

（1）主要成分：黄芪的化学成分主要有多糖、黄酮类及皂苷类等，其中多糖类成分以葡聚糖和杂多糖为主；黄酮类化合物有黄酮、异黄酮、异黄烷和紫檀烷四大类；皂苷类化合物有黄芪皂苷及其大豆皂苷。此外，还含有氨基酸、蛋白质、核黄素、叶酸、烟酸、维生素D、亚油酸、香草酸、阿魏酸、异阿魏酸、β—谷甾醇、胡萝卜苷、羽扇豆醇、对羟苯基丙烯酸、咖啡酸、绿原酸微量元素等成分。

（2）药理研究：黄芪具有增强免疫功能、抗肿瘤、强心作用、保肝及其他药理作用。

1）抗肿瘤作用：黄芪提取物及制剂具有抑制肿瘤细胞增生，促进肿瘤细胞凋亡的作用。伦永志等发现腹腔注射黄芪成分 F3 新制剂能显著延长腹水荷瘤小鼠的生命延长率，对 U_{14}、S_{180} 实体瘤的抑瘤率分别达 71.29%、70.97%。杨丽娟等发现黄芪对 S_{180} 肿瘤有免疫抑制作用。

2) 强心作用：黄枚等实验发现黄芪可以通过加强心肌收缩舒张功能,起到强心作用。周吉燕等通过大量实验证明黄芪能增加缺血心肌的血流灌注,减轻心肌损伤,加快再灌注后心脏功能的恢复,对心功能损害和心肌缺血有较明显的改善作用。陈晓春等实验表明,黄芪能显著抑制脑缺血再灌注大鼠脑组织 MDA 含量的升高提高 SOD 活性,清除氧自由基,并从超微结构上证实,其对膜性结构尚有一定保护作用。

3) 保肝作用：王要军等发现黄芪组肝组织纤维化评分及血清 HA 明显低于模型组,肝组织中 ICAM - 1 阳性细胞数也明显减少,认为黄芪有良好的抗肝纤维化作用。

4) 其他药理作用：陈国辉等发现黄芪煎剂给大鼠皮下注射或麻醉犬静脉注射均有利尿作用。此外,黄芪对痢疾杆菌,肺炎双球菌,溶血性链球菌 A、B、C 及金黄色、柠檬色、白色葡萄球菌等均有抑制作用。黄芪对口腔病毒及流感仙台 BB1 病毒的致病作用也有一定的抑制作用,但无直接灭活作用。通过降低脂质过氧化水平,减少 MDA 的生成,清除自由基;抑制黏附分子的表达以减少白细胞的肺内扣押而有效地减轻氧自由基造成的肺损伤。

第六节　元气充沛与否对小鼠耐缺氧时间影响的实验观察

【实验目的】

观察元气充沛或不充沛的小鼠在缺氧情况下致气脱证的表现、生存时间的差异,以了解元气在生命活动过程中的重要作用以及人参的补气作用。

【实验原理】

人参水煎液大补机体元气,推动各脏腑组织器官的生理功能,提高小鼠耐缺氧的能力,延长耐缺氧时间。

【实验材料】

1. 实验动物　18～22 g 小鼠 8 只。

2. 实验仪器与器材　125 mL 大口瓶 8 只、125 mL 大口瓶塞 8 只、注射器 2 支(1 mL)、6 号注射针头 2 只。

3. 实验试剂　钠石灰、人参水煎液、生理盐水。

【实验方法】

(1) 将人参 1∶1 浓度水煎至所需量。

(2) 称钠石灰 0.5 g,均分 8 份。

(3) 取 18～22 g 雄性小鼠 8 只,分成实验组和对照组,并称好重量,做好标记。

(4) 将实验组的小鼠腹腔注射人参水煎液(以 0.2 mL/只的剂量);对照组腹腔注射等量的生理盐水。

(5) 待用药 30 min 后,将小鼠连同钠石灰放在广口瓶内,迅速用橡皮塞塞紧瓶口,同时按下秒表。

(6) 仔细观察小鼠在瓶中的表现并记下窒息致死的时间。

【实验结果】

请将结果填于表 5 - 3。

表5-3　元气充沛与否对小鼠耐缺氧时间影响实验结果记录表

编号＼分组	实验组（人参）				对照组（生理盐水）			
	1	2	3	4	1	2	3	4
加盖时间								
动物的一般表现								
死亡时间								
存活时间(min)								
平均存活时间(min)								

【注意事项】

(1) 盖紧盖子。

(2) 药物注射后,必须要到 30 min 后方可置于瓶内。

(3) 药物注射必须在腹腔内进行。必须在腹腔内浅刺,不能刺入肝脏等脏器,以防损伤内脏而致死。

【思考题】

(1) 两组小鼠的死亡时间有何差异?

(2) 实验组小鼠存活时间为什么相对较长?

(3) 人参水煎液有何作用?

【总结】

(一) 元气

元,有本原之意,故又名"原气""真气",是人体最根本、最重要的气,是人体生命活动的原动力。

1. 组成　以父母先天精气为根基,与肾中精气关系密切。同时,又赖于脾胃运化的水谷精气培育和充养。金代李杲说:"真气又名元气,乃先身生之精气也,非胃气不能滋之""元气之充足,皆因脾胃之气无所伤,而后能滋养元气"。元气的盛衰与先天禀赋有关,也受后天因素影响。

2. 分布　元气出于下焦,藏于肾中,故"元气根于肾"。元气通过三焦布达周身,凡脏腑、经络、组织、官窍等,无所不至。《难经·二十六难》曰:"命门者……原气之所系也""三焦者,原气之别使也,主通行三气,经历于五脏六腑。"

3. 生理功能　主要表现在两个方面,一是推动机体的生长发育与生殖;二是激发和推动各脏腑、经络等组织器官的生理活动,是生命活动的原动力。

(二) 人参

1. 性味　甘、微苦,平。

2. 归经　归脾、肺、心经。

3. 功能与主治　大补元气,补脾益肺,生津,安神益智。用于元气虚脱证、肺脾心肾气虚证;热病气虚、津伤、口渴及消渴证。

4. 现代研究

(1) 主要成分:人参中获得的活性或非活性化学成分可分为 5 大类,其生物活性由低到高的顺序为：皂苷（原人参二醇、原人参三醇、齐墩果酸型皂苷、皂古梯隆）、多糖、聚炔（人参二炔醇、人参三炔醇、醋酸或亚麻酸）、黄酮类和挥发油。

（2）药理研究：

1）调节中枢神经系统：人参能调节中枢神经系统，改善大脑的兴奋与抑制过程，使之趋于平衡；能提高脑力与体力劳动的能力，提高工作效率，并有抗疲劳的作用。

2）促进大脑对能量物质的利用，可以提高学习记忆能力。人参中增强学习和记忆能力的有效成分为人参皂苷，其中人参皂苷 Rb1 和 Rg1，对学习和记忆功能均有良好影响。

3）改善心脏功能：人参能增加心肌收缩力，减慢心率，增加心输出量与冠脉血流量，可抗心肌缺血与心律失常。对心脏功能、心血管、血流都有一定的影响。人参有明显的耐缺氧作用，其制剂可有效地对抗窦性心律失常。人参皂苷可加快脂质代谢，并具有明显降低高胆固醇的作用。小剂量人参可使麻醉动物血压轻度上升，大剂量则使血压下降。

4）降血糖作用：人参中含有人参皂苷和人参多糖。尤其是人参皂苷 Rb2 有明显的降血糖作用，此外人参多糖（或糖肽类）是人参中另一类降血糖成分。

5）增强机体的免疫功能：人参皂苷和人参多糖是人参调节免疫功能的活性成分，不但对正常人，而且对免疫功能低下的人均有提高免疫功能作用。人参多糖是人参中提纯的高分子酸性多糖，是一种免疫增强剂。

6）提高对有害刺激的抵御能力，可增强机体的应激能力和适应性。人参中含有人参苷，可以提高抗应激作用。可以抗缺氧、耐高温和低温的能力。

7）抗肿瘤作用：人参中的人参皂苷、人参多糖、人参烯醇类、人参炔三醇和挥发油类物质。这些物质对肿瘤有一定的抑制作用，但是机理是十分复杂的。

8）抗氧化作用：人参中含有多种抗氧化物质，如人参皂苷、人参聚乙炔类化合物和人参二醇皂苷等。这些化合物有抗脂质过氧化作用，是抗衰老作用的基础。除了抗衰老作用外，对神经、内分泌、免疫功能及物质代谢等生理功能有调节作用。此外，人参还具有抗病毒、抗休克、减肥等多方面的作用。人参虽然是价值较高的补品，但并非人人适用。人参中的蛋白质因子能抑制脂肪分解，加重血管壁脂质沉积，故有冠心病、高血压、脑血管硬化、糖尿病、脉管炎等患者应慎服人参。人参有促进红细胞生长的作用，红细胞增多，血液黏稠度会更高，血液流通不畅，中医称之为血瘀。

（三）望诊

1. 得神　即有神，是精充气足神旺的表现。在病中，虽病而正气未伤，属于轻病。其表现是：神志清楚，语言清晰，目光明亮，精彩内含；面色荣润含蓄，表情丰富自然；反应灵敏，动作灵活，体态自如；呼吸平稳，肌肉不削。

2. 失神　即无神，是精损气亏神衰的表现。属于病情严重阶段。其表现是：神志昏迷，或言语失伦，或循衣摸床，撮空理线；目暗睛迷，瞳神呆滞；面色晦暗，表情淡漠呆板；反应迟钝，动作失灵，强迫体位；呼吸异常，大肉已脱。

3. 假神　是垂危患者出现精神暂时好转的假象，是临终前的预兆。其表现是：久病重病之人，已无神，但突然精神转佳，目光转亮，言语不休；或病至语声低微断续，忽而清亮起来；或原本面色晦暗，突然颧赤如妆；或原来毫无食欲，忽然增加。是由于精气衰竭已极，阴不敛阳，易致虚阳外越，暴露出一时"好转"的假象。古人喻作"残灯复明""回光返照"，是阴阳离绝的危候。

第七节 "湿阻气机"的实验观察

【实验目的】

观察湿阻气机小鼠脾胃运化的表现,以理解"肥甘生湿"的意义及湿阻气机所导致的脾胃运化障碍的机理。

【实验原理】

中医学认为肥甘生湿,灌服熟地、猪油、蜂蜜混合物可抑制胃肠道推进功能,及离体小肠平滑肌收缩,反映了"湿阻气机"的机理。

【实验材料】

1. 实验动物 小鼠。

2. 实验仪器与器材 平滑肌槽、二导生理记录仪、"台氏液"(由实验室制备)。

3. 实验试剂 熟地黄、猪油、蜂蜜、乙酰胆碱。

【实验步骤】

(1)分别配制含 10% 炭末的熟地黄、猪油、蜂蜜混合液和含 10% 炭末的生理盐水液。取空腹 24 h 的小鼠分为模型组和对照组。模型组灌服含 10% 炭末的熟地、猪油、蜂蜜混合液 0.5 mL/只,对照组灌服含 10% 炭末的生理盐水液 0.5 mL/只。

(2)给药后 30 min 脱颈处死,剖腹,取出自幽门至回盲部的消化管,不加牵引地平铺于玻璃板上,测量全长和炭末前沿至幽门的距离,计算其与全长的百分比,即推进百分率。

(3)取出约 2 cm 的小肠,放入已通气的台氏液中(约 50 mL),然后用注射针头轻轻地冲洗肠管,再将肠管放入装有台氏液的培养皿中。

(4)取肠管,放入测定仪的浴槽中,两端用钩子固定,观察其收缩情况,并同时记录其收缩情况,待肠管收缩舒张活动稳定后(20~30 min),加入熟地、猪油、蜂蜜混合液 3~5 滴,观察对肠管自发活动的影响,计算加药 5 min 后的抑制率。

(5)取正常组另 1 个肠管,按上法记录其收缩情况,稳定后加入乙酰胆碱注射液 2 滴,观察其收缩情况,2 min 后加入熟地黄、猪油、蜂蜜混合液 3~5 滴,观察对乙酰胆碱的拮抗情况。

【思考题】

谈谈对肥甘生湿及湿阻气机作用机制的认识。

第八节 寒热对血液运行影响的实验观察

【实验目的】

观察不同温度下,实验动物肠系膜微循环的变化,进一步加深对"寒则血滞""热则血行"的理论的认识。

【实验原理】

热属阳,为火之渐,具有炎热、蒸腾的特性,加速推动血液的运行。寒属阴,具有收引、凝滞的特性,抑制或阻碍血液的运行。

【实验材料】

1. 实验动物 牛蛙或蟾蜍。

2. 实验仪器与器材 有孔蛙板 1 只、剪刀 1 把、针 1 根、镊子 1 把、固定线 4 根、锥子 1 把、光学显微镜 1 架、大头针若干。

3. 实验试剂 生理盐水(热、冷)。

【实验方法】

(1)用锥子破坏牛蛙或蟾蜍的脑和脊髓,使之瘫软,然后将其用绳子固定于蛙板上,从左侧腹部剪开,牵出肠系膜,并用大头针固定于蛙板孔上,置于显微镜下观察。

(2)观察方法及项目:首先找到 1 根较容易分辨的微血管,仔细观察并记录这根血管的血流速、血管形态,然后依次滴冷、热盐水,观察血流速及肠系膜的变化。

(3)记录并讨论上述结果。

【实验结果】

请用"微血管血流速七级分类法"详细描述滴冷、热生理盐水前、后血液流动的特征。

【注意事项】

(1)破坏脑和延髓时应操作适当,避免导致动物死亡。

(2)实验过程中尽量减少出血量。

【思考题】

寒与热对血液运行是怎样影响的? 用实验结果说明寒与热的性质与致病特点。

【总结】

寒与热的性质见实验原理。

附:微血管血流速七级分类法。

1. 线流 血流快,呈光滑的索条状,毫无颗粒,形如带。

2. 线粒流 血流呈光滑的索条状,稍有颗粒感形如绸带。

3. 粒线流 血流较快,连续成线,有明显颗粒感,形如带。

4. 粒流 血流较慢,轴流,缘流混杂如泥沙流,如麻带。

5. 粒缓流 血流呈泥沙流,连续缓慢流动。

6. 粒摆流 血流呈泥沙流,前后摆动似能向前流活动。

7. 停滞 血滞不动。

联系有关物种变化的知识,进一步讨论实验所出现的变化。

第九节 寒邪与热邪致病的实验观察

【实验目的】

通过寒邪、热邪实验动物模型的制作,观察寒邪、热邪致病后机体出现的症状及其特点,并分析其病理变化。

【实验原理】

热邪为阳邪,为火之渐,具有炎上、耗气伤津的特性。寒邪为阴邪,具有损伤阳气,收引、凝滞的特性。

【实验材料】

1. 实验动物　小鼠 2 只。

2. 实验仪器与器材　恒温水浴锅 1 台、500 mL 广口瓶(带有冰块)1 个、125 mL 广口瓶 1 个、肛表 1 只。

3. 实验试剂　硅油。

【实验方法】

1. 热邪致病

(1) 取小鼠 1 只,测试体温后放入 125 mL 广口瓶中。

(2) 将实验用的置于广口瓶的小鼠放入保持在 35～40℃之间的恒温水浴锅内,并保持 15 min,观察小鼠有何异常表现,待小鼠出现热汗、四肢无力、惊厥等症状时,从广口瓶中取出,立即再测体温,观察精神、黏膜色彩、被毛、汗液、四肢等。

2. 寒邪致病

(1) 取小鼠 1 只,测试体温后放入 500 mL 广口瓶中,并保持 15 min。

(2) 观察小鼠有何异常表现,待小鼠表现出末梢皮肤黏膜变得苍白、皮紧毛乍、肢体僵硬时,从广口瓶中取出,立即再测体温,放于桌面上观察行走步态等。

【实验结果】

请将结果填于表 5-4。

表 5-4　寒邪与热邪致病实验结果记录表

组　　别		精神	黏膜色彩	被毛	汗液	四肢	体温
寒邪组	实验前						
	实验后						
热邪组	实验前						
	实验后						

【注意事项】

(1) 正确掌握测小鼠肛温部位(特别是雌鼠)及手法。

(2) 如在测量过程中肛门出血,应停止测量。

【思考题】

(1) 热邪致病有哪些症状,本实验能看到什么? 为什么会出现这些症状?

(2) 本实验寒邪致病动物表现哪些症状? 是属于外寒还是内寒,为什么?

【总结】

(一) 寒邪

凡致病具有寒冷、凝结、收引特性的外邪,称为寒邪。其主要致病特点有:

1. 寒为阴邪,易伤阳气　寒为阴气盛的表现,故其性属阴,即“阴胜则寒”。阳本可以制阴,但阴寒偏盛,则阳气不仅不足以驱除寒邪,反为阴寒所侮,故“阴盛则阳病”。

2. 寒性凝滞　凝滞即凝结阻滞。指寒邪侵入,易使经脉气血津液凝结、经脉阻滞。

主要表现在以下几方面。

（1）凝滞血脉：寒性收引凝滞，寒邪伤人，则致气血痹阻，经脉不畅，引发肿痛诸症；阴寒之邪侵犯，阳气受损，失其温煦，易使经脉气血运行不畅，甚或凝结阻滞不通，不通则痛。《素问·举痛论》曰："寒气入经而稽迟，泣而不行，客于脉外则血少，客于脉中则气不通，故卒然而痛。"

（2）寒凝津液：寒遏阳气，阳气不达，气化失司，津液凝结而为痰为饮。

（3）寒郁日久，常从热化：寒邪外袭不仅可从阳很快化热，也可因阳气被遏，气血不通，久郁而随阳气来复而从热化。

3. 寒性收引　收引是收缩牵引。指寒邪侵袭人体，可使气机收敛，腠理、经络、筋脉收缩而挛急。《素问·举痛论》曰："寒则气收""寒气客于脉外则脉寒，脉寒则缩蜷，缩蜷则脉绌急，绌急则外引小络，故卒然而痛"。

（二）热邪

火与热异名而同类，本质皆为阳盛，致病也基本相同。热为火之渐，火为热之极。火热之邪的性质和致病特点主要有：

1. 火热为阳邪，其性炎上　火热之性燔热、升腾，故为阳邪。阳邪侵入，邪气亢盛则致机体阳气病理性偏亢，"阳胜则热"，故发为实热证。火性趋上，火热之邪易侵害人体上部，故火热病证，多发生在人体上部，尤以头面部为多见。《素问·至真要大论》曰："诸逆冲上，皆属于火。"

2. 火热易扰心神　火热与心相通，故火热之邪入于营血，尤易影响心神。《素问·至真要大论》曰："诸躁狂越，皆属于火。"

3. 火热邪易伤津耗气　火热之邪侵入，热淫于内，一方面迫津外泄；另一方面则直接消灼煎熬阴津，从而耗伤人体的阴液。阳热太盛，势必耗气太多，故《素问·阴阳应象大论》曰："壮火食气。"

4. 火热易生风动血　"生风"指火热之邪侵犯人体，燔灼肝经，耗劫阴液，筋脉失养，易引起肝风内动的病证，又称"热极生风"。"动血"指火热入于血分，易迫血妄行。

5. 火邪易致疮痈　火热之邪入于血分，可聚于局部，腐蚀血肉，发为痈肿疮疡。《灵枢·痈疽》曰："大热不止，热胜则肉腐，肉腐则为脓，故名曰痈。"《素问·至真要大论》曰："诸痛痒疮，皆属于心。"

（三）望诊

五色主病。

1. 青色　主寒证，痛证，瘀血和惊风。

2. 赤色　主热证，赤甚属实热，微赤为虚热。

3. 黄色　主虚证，湿证。

4. 白色　主寒证，虚证，脱血，夺气。

5. 黑色　主肾虚，寒证，痛证，水饮和瘀血。

（四）问汗

1. 表证辨汗

（1）表证无汗，兼见恶寒重、发热轻、头项强痛、脉浮紧者，是外感寒邪所致，属于表寒证（表实证）。

（2）表证有汗，兼见发热恶风、脉浮缓者，是外感风邪所致太阳中风证（表虚证）。

2. 里证辨汗

（1）自汗：患者日间汗出，活动尤甚，兼见畏寒神疲乏力等症，属阳虚。

（2）盗汗：患者睡时汗出，醒则汗止，兼见潮热、颧红等症，属阴虚。

（3）大汗：汗出过多，津液大泄，临床分为实热和亡阳证。

（4）战汗：患者先恶寒战栗，表情痛苦，几经挣扎，而后汗出，称为战汗。多见于伤寒病正邪相争剧烈之时，是疾病发展的转折点。

第十节 "心合脉"与脉象图的实验观察

【实验目的】

学习在人体肘部桡动脉描记脉象图的方法，观察和分析脉象图的波形特征及其与心博、血液性质、管壁性质的关系，加深对中医"心合脉"和脉诊理论的理解。

【实验材料】

实验仪器与器材 脉象仪1台、脉搏波换能器1个、二道生理仪（或心电图机）1台。

【实验方法】

（1）人体仰卧位、伸臂、直腕、仰掌，将脉搏波换能器置于肘部桡动脉"关"的位置。

（2）旋紧脉搏波换能器上的压力探头，使之能较好地感受血管的压力变化。

（3）将记录器的走纸速度调到25 mm/s，记录脉象图。

（4）观察和分析脉象图的波形特征。

【实验结果】

1. U点（流入点） 是脉象图的最低点，反映心脏舒张末期的血管内压力和体积，代表心室快速射血和血液流入动脉的开始点。

2. P波（主波） 从U点开始的上升支，反映心脏收缩，血液迅速射入大动脉使动脉管壁突然扩张。其上升的速度与心博出量、血管弹性和外周阻力有关。

3. T波（潮波） 位于P波的下降支而低于P波的一个正向波，反映左心室快速射血停止，扩张的动脉在血压下降时引起的动脉内血流逆向反射波，与血管弹性、血液黏度和外周阻力有关。

4. V波（降中峡） 是P波下降支与D波升支构成的向下切迹波。表示心室开始舒张，主动脉瓣关闭。反映外周阻力，脉道通利情况。

5. D波（重搏波） 是主动脉瓣突然关闭，血液回流撞击在主动脉瓣上，并立即弹回而引起的振动波。反映血管弹性。

【注意事项】

（1）检测时，应注意让受试者手臂关节自然放松，避免呼吸对肩、臂的牵动。

（2）捻动脉搏波换能器上的探头时，动作宜轻。

（3）保持实验室环境安静。

【思考题】

脉象图的波形特征与心脏的功能活动有什么关系？

第十一节 胃肠"传化水谷"的实验观察

【实验目的】

观察饮食物在小鼠胃肠道中的移动情况以及饮食物在胃、小肠、大肠中形状的变化，加深对胃肠"传化水谷"功能的理解。

【实验原理】

"胃主受纳和腐熟"，小肠为"受盛""化物"和"分清别浊"，大肠则为"传导""排泄"等功能，通过实验研究并分析胃肠传化水谷的机制。

【实验材料】

1. 实验动物　体重 20 g 左右的小鼠 4 只，禁食 24 h。

2. 实验仪器与器材　眼科剪刀、镊子各 2 把，长尺 1 把，定时钟 1 个。

3. 实验试剂　革兰氏碘液 1 小瓶。

【实验方法】

（1）实验前给小鼠饲食 30 min。

（2）饲食后第 10 min、30 min、60 min、90 min 各脱臼处死小鼠 1 只，立即剖开腹腔，将从贲门到直肠的整个消化道驱除，逐步分离肠系膜，将胃肠道拉直，平铺在木板上。

（3）观察并测量移行距离，即食物到达处于贲门的距离，并测量胃肠道从贲门到直肠末端的全长，计算食物移行距离的百分率（公式 5 - 1）。

$$食物移行距离的百分率（\%）=\frac{食物移行距离}{胃肠道全长} \qquad （公式 5 - 1）$$

（4）分别剖开胃、小肠、大肠，观察其内容物的性状特点。

（5）用吸管吸取胃及小肠中的内容物各少许，置于白瓷板上，滴加革兰氏碘液一滴，观察颜色反应。

（6）比较不同时间食物在不同部位内容物性状的异同，总结其变化进程。

【实验结果】

请将结果填于表 5 - 5。

表 5 - 5　胃肠"传化水谷"实验结果记录表

项目 部位	颗粒大小	颜色	黏稠度	颜色反应
胃				
小肠				
大肠				

【注意事项】

（1）注意处死小鼠的手法及力道。

（2）牵拉胃肠动作要轻,注意保护胃肠器官完整。

【思考题】

简要分析胃、小肠、大肠各段饮食物变化的结果与其功能的关系。

第十二节 "脾在液为涎"的实验观察

【实验目的】

（1）观察脾的运化功能与唾液中淀粉酶活力之间的关系,加深对中医脾实质的理解。

（2）学习唾液淀粉酶的测定方法。

【实验原理】

食物中的淀粉经唾液中淀粉酶的水解,生成糊精和麦芽糖。在食物过量的条件下,反应一定的时间,准确加入酸性碘酸钾溶液与食物中碘化钾作用生成定量的碘,生成的碘液与未被水解的淀粉结合呈蓝色,此色度与空白管色度之间差值与淀粉酶的活性成正比。

【实验材料】

1. 实验仪器与器材　21型紫外分光光度计、恒温水浴锅、离心机。

2. 实验试剂　淀粉缓冲液(内含5 g/L碘化钾),碘酸钾标准液。

【实验方法】

1. 唾液标本的收集　受试者于取唾液的前一晚临睡前漱口,此后不再进食,可饮水。次晨醒后,不作任何活动(包括洗漱、行走、抽烟、喝水、进食等),保持身心安静,低头用离心管接取自然流出的唾液约2 mL。咽干唾液后将一小片柠檬酸试纸(普通滤纸用饱和柠檬酸溶液浸湿后,于60℃左右烘干,裁成约1.5 cm² 大小)置于舌体上面的前半部。立即低头用离心管接取自然流出的唾液约2 mL。如此,每个受试者取得酸刺激前、后唾液标本各1份。置冰箱保存,当天内测定。

2. 唾液淀粉酶活性的测定　将唾液标本离心沉淀(3 000 r/min)10 min。取上清液,用pH 6.6的蒸馏水作1:200倍稀释。操作步骤见表5-6。

表5-6 "脾在液为涎"的实验观察

空白管(B)	酸刺激前测定管(T1)	酸刺激后测定管(T2)
试剂1　0.5 mL	试剂1　0.5 mL	试剂1　0.5 mL
蒸馏水　0.1 mL	稀释的唾液标本　0.1 mL	稀释的唾液标本　0.1 mL
混匀37℃水浴7 min		
试剂2　0.5 mL	试剂2　0.5 mL	试剂2　0.5 mL
蒸馏水　3.0 mL	蒸馏水　3.0 mL	蒸馏水　3.0 mL
摇匀,以蒸馏水校零,在660 nm波长处比色测定各管吸光度		

3. 唾液淀精酶活性的计算　A_B、A_T分别指空白管吸光度、测定管吸光度(公式5-2)。

$$唾液淀粉酶活性 = (A_B - A_T)/A_B \qquad (公式5-2)$$

【实验结果】

通过比较同学之间各自测定值,联系各测定者平时脾主运化功能的差异,看看能否找出脾主运化与唾液淀粉酶之间的正向关系。

【注意事项】

(1) 在整体辨证时,注意受试者有无两胁胀痛、情志抑郁或烦燥等肝郁症状。

(2) 上述症状会影响唾液淀粉酶与脾虚证的特异性联系。

【思考题】

为什么在测定唾液淀粉酶时需加酸刺激,观察其反应能力。

第十三节 "肺与大肠相表里"的实验观察

【实验目的】

通过观察家兔在气道阻滞、呼吸不畅(肺气不利)的情况下直肠运动曲线的明显变化,来加深对"肺与大肠相表里"理论的理解。

【实验材料】

1. 实验动物 家兔 1 只,2 kg 左右,雌雄不限。

2. 实验仪器与器材 兔解剖台 1 个、多导生理记录仪 1 台、压力换能器 1 个、三通开关 1 个、橡皮气囊 1 个、50~100 mL 注射器 1 付、纱布块适量。

3. 实验试剂 20%乌拉坦(氨基甲酸乙酯)。

【实验方法】

(1) 用 20%乌拉坦,按 5 mL/kg 的剂量缓缓注射于家兔的耳缘静脉,麻醉后,固定于兔解剖台上。

(2) 将橡皮气囊插入直肠内,另一端连接在压力换能器上,其间装置三通开关。

(3) 用大注射器经三通开关推入空气,使橡皮气囊内压力达 80~100 mmHg。

(4) 将连接注射器一端的三通开关关闭,仅接通多导生理记录仪与压力换能器。

(5) 开动多导生理记录仪,记录家兔在呼吸畅通的情况下直肠运动的曲线。

(6) 用纱布块部分阻塞兔的呼吸通道,造成呼吸不畅,观察直肠运动曲线有何改变。

(7) 解除气道阻力,使呼吸通畅,观察直肠运动曲线是否恢复正常。

(8) 将橡皮气囊插入胃内,用上述同样的方法,观察家兔在正常呼吸和部分阻塞呼吸通道时,胃的运动曲线是否有明显的差异。

【注意事项】

用纱布块阻塞兔的呼吸通道,造成呼吸不畅时,注意是部分阻塞。

【思考题】

(1) 从这两项对比实验中,能否证实肺与大肠关系的特异性?有何临床意义?

(2) 试用中医脏象理论分析直肠运动曲线改变的发生机理。

第十四节　十二经脉循行路线的实验观察

【实验目的】

在经络人体模型上辨认十二经脉的循行路线,加深对十二经脉在体表的循行、分布规律的记忆。

【实验材料】

实验对象　经络人体模型2个。

【实验方法】

(1)在经络人体模型上辨认十二经脉的循行路线。

(2)简要写出十二经脉的循行方向和路径。

(3)归纳十二经脉在体表的循行、分布规律。

【注意事项】

(1)在经络人体模型上辨认十二经脉时,要注意清洁双手;以免灰尘沾到模型上。

(2)观察时,注意光线要充足。

【思考题】

十二经脉的走向、交接、体表分布有何规律?

第十五节　生三七对小鼠凝血时间作用的实验观察

【实验目的】

观察生三七在生理状况下对小鼠凝血时间的作用,以加深对"气能摄血"理论的认识。并加强对生三七功能的认识。

【实验原理】

"气为血之帅",气对血有固摄作用,能约束血液,使之循脉而行,防止其逸出脉外。

【实验材料】

1. 实验动物　18～22 g小鼠,雌、雄各半,共10只。

2. 实验仪器与器材　粗天平、玻片、OT注射器、注射针头、毫针、手术剪、小鼠盒、秒表。

3. 实验试剂　生三七水溶液、生理盐水。

【实验方法】

(1)取40只小鼠称重和标记后,随机分成黄芪注射液组和生理盐水组,各20只,雌雄各半。

(2)分别在小鼠尾末端剪其尾,将血液滴在玻片上,血滴直径为5 mm,立即用秒表计时。

(3)每隔5 s用毫针自血滴边缘向里轻轻挑动1次,并观察有无血丝挑起,从采血开始至挑起血丝止,所历经时间为凝血时间,记录凝血时间并编号。

（4）在剪去尾端的小鼠腹腔内分别注射生三七水溶液和生理盐水，剂量均按 0.1 mL/10 g 注射。

（5）待 30 min 后，用同样的剪尾方法取血，观察凝血时间，并记录。

（6）比较腹腔注射生三七水溶液以及生理盐水前后小鼠凝血时间。

【实验结果】

请将结果填于表 5-7。

表 5-7　生三七对小鼠凝血时间作用实验结果记录表

项　目	编　号	凝血时间(s)			
		实验组		对照组	
		用药前	用药后	用药前	用药后
	1				
	2				
	3				
	4				
	5				
平均时间(s)					

【注意事项】

（1）药物进行腹腔注射时，注意操作手法及方式，避免刺伤脏器，损伤内脏而致死。

（2）采集所需血量即可，尽量减少出血量。

【思考题】

（1）用药前后两组小鼠的凝血时间有何差异？

（2）生三七在凝血中有何作用？

第六章　中医综合性实验

综合性实验是指实验内容涉及本课程的综合知识或与本课程相关课程知识的实验。综合性实验要求学生在具备一定的基础知识和基本操作技能的基础上，运用综合的实验方法和手段，按照要求（或自拟实验方案）通过完成实验过程，培养学生综合运用所学知识，结合实验方法、实验技能及分析问题、解决问题的能力的一类复合型实验。综合性实验的综合特征体现在实验内容的复合性、实验方法的多元性、人才培养的综合性几方面。

第一节　微循环实验

实验一　甲襞微循环检测

【实验目的】

（1）掌握应用多部位微循环仪及普通显微镜观察甲襞微循环的方法。

（2）熟悉甲襞微循环检测的指标、方法及正常值。

（3）了解常见爪甲色泽的微循环变化。

【观测对象】

正常或病理爪甲者 2～3 名。

【实验材料】

每 2 名学生为 1 组，各小组所需实验材料如下。

1. 仪器设备

（1）WX-6 型多部位微循环显微仪（大组集中使用）1 台。

（2）普通显微镜 1 台。

（3）冷光源 1 台。

（4）手指固定指槽 1 个。

（5）机械秒表 1 块。

（6）目镜测微尺（已安装并校正）1 把。

（7）手持式放大镜（×10）1 个。

（8）香柏油 1 瓶。

（9）擦镜纸每人 1 张。

2. 实验记录

（1）《中医诊断学实验报告》每人 1 份。

（2）《爪甲望诊与甲襞微循环检测记录》(表 6-1)每人 1 份。

【实验准备】

（1）检测本次实验所需器材是否齐全。

（2）填写《检测记录》中受检者的一般资料及有关病史。

（3）了解受检者近周来体温、服药情况等。

（4）记录室温(宜 15～25℃)，必要时用半导体点温计测量甲襞局部温度。

（5）让受检者静坐 5～10 min，并向其说明检查方法，消除紧张情绪，争取配合。

【实验操作】

1. 中医爪甲望诊　按传统甲诊方法进行，并将结果填在《检测记录》栏中。

2. 甲襞微循环检测

（1）取下目镜盖，插上适当倍数的目镜(×5)；在载物台上安上手指固定指槽，调节推移器，使手指固定指槽的中心基本对准物镜。

（2）让受检者坐位，上肢自然放松，在左手无名指甲襞处涂上 1 滴香柏油，并将该手指置于手指固定槽上，注意与心脏保持在同一水平。

（3）开启冷光源，调节到适当亮度；并调整光源支架，呈 45°斜射，使光斑照射在所检测的甲襞部位。

（4）缓慢转动微观仪粗调手轮，使焦距对准，视野清晰；再适当调节推移器，让甲襞第一排微血管进入观察视野中央：再略微转动微调手轮，即可看到清晰的甲襞微观视野。

（5）根据"甲襞微循环检测指标和方法"，依次逐项检测，并将结果及时填记在表格内。

【实验结束】

（1）将光源旋至"小"位置，关闭光源，拔下电源的插头。

（2）取下目镜，插上镜筒盖；取下手指固定槽，将仪器盖好。

（3）完成表 6-1 和《中医诊断学实验报告》，按时交给指导老师。

【注意事项】

（1）观察时，光源调整不宜过强，以免刺激眼睛，亦使血管与底色反差减小，但摄影时光源宜加大。

（2）受检者在检查前 1 h 应避免剧烈活动或体力劳动，不要洗手及接触刺激性物品，减少局部刺激。

（3）对同一位受检者的观测记录要 1 次完成，避免中断，否则应重新检测。

（4）使用操作仪器，切忌过猛，避免手指或香柏油直接接触各种镜头。

（5）本项检查指标多，须集中精力，严格按照规定程序逐项完成。

表6-1　爪甲望诊与甲襞微循环检测记录

姓名：_____　性别：____　年龄：____　民族：____　婚姻：____　资料编号：第____号

职业：_____　单位：_____　电话：_____

有关病史：_____

爪甲望诊：在表中符合的项目栏内记"√"	爪甲色泽	红润	淡白	苍白	鲜红	深红	黄色	青黑
	爪甲形状	弧形	反甲	扁甲	嵴棱	横沟	斑点	瘀血
	爪甲按压	按之色白，放之即红			按之色白，放之即红			

甲襞微循环参数登记表

检测内容			1	2	3	4
管襻形态	清晰度		清晰　支	模糊　支	消失　支	
	排列		整齐视野	紊乱视野		
	外形		正常　支	异形　支		
	数目		支/mm	支/mm	支/mm	平均：
	长度		mm/支	mm/支	mm/支	平均(mm)：
	管径	A	μm/支	μm/支	μm/支	平均(mm)：
		V	μm/支	μm/支	μm/支	平均(mm)：
	襻顶宽度		μm/支	μm/支	μm/支	平均(mm)：
血流动态	血液流态		线带状　支	泥流状　支	虚线状　支	絮状　支
	襻顶流态		正常　支	膨大　支	瘀血　支	
	流速（半定量测速法）		线流　支　线粒流　支	粒线流　支　粒流　支	粒缓流　支　粒摆流　支	停滞　支
						mm/s
	血色		鲜红　支	暗红　支	淡红　支	
襻周	襻周状况		清晰　支	渗出　支	出血　支	
	乳头状态		正常　支	异常　支		

中医甲诊意见：_____

甲襞微循环检测：_____

检测者签名：_____　报告日期：_____年___月___日

实验二 舌尖与球结膜微循环检测

【实验目的】

(1) 掌握多部位微循环显微、显微闭路摄影仪的使用方法。

(2) 熟悉舌尖和球结膜微循环检测的指标、方法及正常值。

(3) 了解常见舌质和球结膜的微循环变化。

【观测对象】

正常或病理舌质者 2~3 名。

【实验材料】

每 2~3 名学生为 1 组,所需实验材料如下。

1. 仪器设备

(1) 多部位微循环显微仪 1 台。

(2) 单凹玻片 2 块。

(3) 机械秒表 1 块。

(4) 手持式放大镜(×10)1 块。

(5) 防护玻片 1 块。

(6) 擦镜纸每人 1 张。

2. 实验记录

(1)《中医诊断学实验报告》每人 1 份。

(2)《舌质望诊与舌尖微循环检测记录》(表 6-2)每人 1 份。

(3)《望目与球结膜微循环检测记录》(表 6-3)每人 1 份。

【实验准备】

(1) 检查本次实验所需器材是否齐全。

(2) 填写表 6-2 和表 6-3 中受检查的一般资料及有关病史。

(3) 了解受检者近周来体温、服药情况,询问口腔、舌部有无溃疡,女性是否月经行经期等。

(4) 记录室温(最好在 15~250℃),必要时用半导体点温计测量舌温。

(5) 令受检者静坐 5~10 min,向其说明检查方法,消除紧张情绪,争取配合。

【实验操作】

可选择其中一项进行使实验,亦可两种同时或分组实验。

1. 舌尖微循环检测

(1) 中医舌诊:按传统舌诊方法进行,并将舌质、舌苔及舌象诊断填在表 6-2 相应的栏目中。

(2) 大体观察舌的形态:让受检者面向光亮,正坐口张,自然仰舌,舒展下弯,充分暴露舌体。检查者手持放大镜,依次观察舌尖、舌体、舌侧、舌根、人字界沟、正中沟,重点观察舌尖乳头的分布、颜色、形态,并标记所见特征。

(3) 舌尖微循环观察。

1) 一般选择低倍观察,全部拉出棱镜变倍拉杆,选择低倍物镜。

2) 采用适当亮度单色光照明观察物后,先根据使用者双眼距离,调整双目击者镜筒的间距,再进行显微调焦,用旋转粗微调手轮完成。旋转粗微调手轮,然后反方向旋转,280°内为微调,超过 280°为粗调,再反方向旋转又为微调。双目观察时,要根据自己的视度调整目镜;先调整×10 测微目镜使其分划板刻度线清晰后,旋转粗微调手轮使物象清晰,再调整双筒另一只目镜(不带分划刻度),使之得到同样清晰的物像。

3) 受检者面向仪器坐下,下颌自然托在微观仪的下颌托上,两唇轻闭,轻轻贴着单凹玻片,并伸出舌尖,使舌尖背部轻触单凹玻片中央浅圆凹,接触的压力以形成一具面积约为 1.5 cm×2.0 cm 大小的平整观察面为度。

4) 接好水平光源(球结膜检查时只使用卤钨灯光源,把显微镜上面的单独光纤装在卤钨灯出光孔上,打开电源开关,调节卤钨灯的调节开关,把光亮度调至适中,不宜太亮),调节到适当亮度。

5) 缓缓转动粗调手轮使镜筒退到能见到微血管景象;再略调手轮,即可看到清楚的舌微观视野。

6) 轻轻移动下颌托,即可改变视野进行观察,但须再次调节微调手轮。

7) 根据"舌尖微循环检测指标和方法"依次逐项检测,并将结果及时填记在登记表格内。对其中典型的或疑似的视野图像,可绘出草图或进行显微摄影。

2. 球结膜微循环检测

(1) 中医望目:按传统目诊方法进行,并填写结果。

(2) 球结膜微循环观测。

1) 同"舌尖微循环观察 1)"。

2) 同"舌尖微循环观察 2)"。

3) 嘱患者端坐于检测者对面,下颌部紧贴于固定支架上,左眼睛向鼻方向斜视,并定住眼球,光线与物镜对准患者左眼颞侧开启光源,调节到适当亮度。调整光源支架,使光斑照射在所检测的左眼颞侧球结膜部位。

4) 同"舌尖微循环观察 4)"。

5) 先低倍镜下观察球结膜全貌、清晰度、缺血区、走行异常、网络结构、囊状扩张、微血管瘤等。再从高倍镜下观察血色、微血流速、红细胞聚集及出血、水肿等。

6) 根据"球结膜微循环的检测和方法"依次逐项检测,并将结果及时填记在表格内。

【实验结束】

(1) 将光源旋至"小"位置,关闭光源,拔下电源插头。

(2) 取下目镜,插上镜筒盖;取下已使用过的单凹玻片置入清洁剂中,并在舌尖固定架上插入防护玻片。

(3) 退出分析软件,关闭计算机。

(4) 完成表 6-2、表 6-3 和《中医诊断学实验报告》,按时交给指导老师。

【注意事项】

(1) 同甲襞微循环检测。

(2) 观察时,光源调整不宜过强,以免刺激眼睛,亦使血管与底色反差减小。

(3) 检测时室温恒定在 15~25℃,受检前安静休息 10~30 min,消除紧张心理,不吸烟,不洗手、不揉眼,不进食辛辣、酒类等刺激性食品。

（4）同一位受检者的观测记录要 1 次完成，避免中断，否则应重新检查。

（5）要求患者端坐，眼睛向左外上方向斜视，盯住左外上方向某一物体，并定住眼球。

（6）本项检查指标多，患者不易配合，须集中精力，严格按照规定程序逐项完成。

表 6-2 舌质望诊与舌尖微循环记录

姓名：_____ 性别：____ 年龄：____ 民族：____ 婚姻：____ 资料编号：第____号

职业：_____ 单位：_____ 电话：_____

有关病史：_____

中医舌诊：在下表中符合的项目栏内记"√"	舌质	舌色	淡红	淡白	红舌	绛舌	青舌	瘀斑
		舌形	苍老	胖嫩	瘦薄	裂纹	芒刺	齿痕
		舌态	痿软	强硬	震颤	歪斜	吐弄	短缩
	舌苔	苔质	厚/薄	润/燥	腐/腻	剥落	无苔	无根
		苔色	白苔	淡黄	深黄	焦黄	灰苔	黑苔

舌尖微循环参数登记表

观测内容		1	2	3	4
乳头横径	菌状	mm/个	mm/个	mm/个	平均(mm)：
	丝状	mm/个	mm/个	mm/个	平均(mm)：
微血管丛数		个/视野	个/视野	个/视野	平均(个)：
丛中管襻数	菌状	支/丛	支/丛	支/丛	平均(支)：
	丝状	支/丛	支/丛	支/丛	平均(支)：
管丛形态		树枝形 个	花瓣形 个	网孔形 个	发团形 个
管襻周围		清晰 支	渗出 支	出血 支	
血流颜色		鲜红 支	暗红 支	淡红 支	
瘀血、扩张乳头		正常 个	瘀血 个	扩张 个	
流速	秒表法	mm/s	mm/s	mm/s	平均(mm/s)：
	半定量测速法	线流 支 线粒流 支	粒线流 支 粒流 支	粒缓流 支 粒摆流 支	停滞 支 mm/s
血液流态	线带流 支	泥流状 支	虚线状 支	絮状 支	

中医舌诊结果：_____

舌尖微循环检测结果：_____

检测者签名：_____ _____ 报告日期：_____年____月____日

表6-3 望目与球结膜微循环检测记录

姓名：_____ 性别：___ 年龄：___ 民族：___ 婚姻：___ 资料编号：第___号

职业：_____ 单位：_____ 电话：_____

有关病史：_____

中医目诊：在下表中符合的项目栏内记"√"	目 神	有 神	无 神		
	目 色	目赤肿痛	白睛发黄	目眦淡白	目胞晦暗
	目 形	目胞浮肿	眼窝凹陷	眼球突出	针眼眼丹
	目 态	瞪目直视	横目斜视	昏睡露睛	眼睑下垂

球结膜微循环检参数登记表

微血管形态	清晰度	清晰 支	稍差 支	模糊 支	
	微血管数	条/mm			
	缺血区	无 个	1灶 个	2灶 个	3灶 个
	管 径	细A μm	细V μm	A/V	
	粗细不均	无 个	1条 个	2条 个	3条 个
	走行异常	柔和 个	直曲多弯 个	螺旋状 个	丝球状 个
	网格结构	正常网 个	稀疏网格 个	致密网格 个	
	囊状扩张	无 个	有 个		
	微血管瘤	无 个	有 个		
微血管流态	血 色	鲜红 支	淡红 支	苍白 支	暗紫 支
	流 速	线流 支	粒流 支	粒缓流 支	停滞 支
	RBC聚集	无 支	轻度 支	中度 支	重度 支
	白细胞数	可见 支	不可见 支		
	白微血栓	无 支	有 支		
	AV短路支	不见 支	可见 支		

续 表

血管周围	渗出	无支	有支		
	出 血	无支	轻度支	中度支	重度支
	铁血黄素沉着	无支	有支		

中医目诊结果：_____

球结膜微循环检测结果：_____

检测者签名：_____ _____ 报告日期：_____年___月___日

第二节 舌 象 实 验

实验一 舌苔脱落细胞制片与染色

【实验目的】

在系统学习中医舌诊理论、舌象临床见习及舌苔细胞学检验知识之后，通过本次操作，要求学生学会舌苔脱落细胞标本片的制作和染色方法。

【观测对象】

正常或病理舌苔者 2～3 名。

【实验材料】

每 3～5 名学生为 1 组，所需实验材料如下。

1. 仪器设备

(1) 载玻片每人 2 片。

(2) 推玻片(或以载玻片代替)每人 1 片。

(3) 特种记号笔 1 支。

(4) 玻片架 1 个。

(5) 标本片盒 1 个。

(6) 吸水纸每人 1 张。

(7) 擦镜纸每人 1 张。

(8) 乙醇—乙醚固定液 1 瓶。

(9) 染色架 1 个。

(10) 机械秒表 1 块。

(11) 染色缸 12 个。

(12) 盖玻片每人 1 片。

(13) pH 试纸每人 1 张。

2. 试剂药品

(1) 巴氏染色液(11 瓶)1 套。

（2）中性树脂 1 小瓶。

（3）瑞氏染液（2 瓶）1 套。

3. 实验记录

（1）《中医诊断学实验报告》每人 1 份。

（2）《中医舌苔脱落细胞检测记录》（表 6-4）每人 1 份。

【实验准备】

（1）检查本实验所需器材、试剂是否齐全。

（2）填写表 6-4 中受检者的一般资料及有关病史。

（3）了解受检者近周来进食、服药、抽烟等情况及口腔、舌部有无溃烂,女性是否月经行经期。

（4）让受检查漱口后休息待查,并向其说明检查方法,消除紧张情绪,争取配合。

【实验操作】

1. 中医舌诊　按传统舌诊方法进行,并将舌质、舌苔及舌象诊断填在《检测记录》的专栏中。

2. 舌面酸碱度检测　让受检者正坐张口,将舌自然伸出口外,舌面舒展下弯,检查者手持 pH 值试纸在舌体中部接触,使试纸浸湿后取出观看,并与 pH 值比色板比较,确定其 pH 值,填入表 6-4 专栏内。

3. 舌苔标本片制作、固定和染色

（1）制片:按照前述制片方法给同一受检查先做 1 张舌印片,再做 1 张舌推片。待标本片干燥后用特种记号笔在标本片的头侧写上受检查姓名或学号。

（2）固定:将已干燥的舌推片标本片中舌推片插在染色架中,置入固定液中 15 min,取出后自然干燥。

（3）染色:将固定后的标本片插入染色架中,按前述巴氏染色程序染色。再将未固定的标本片置于玻片架上,按规程作瑞氏染色。

（4）封片:按规程给巴氏染片进行封片。

【实验结束】

（1）检查所制舌苔标本片上的姓名、学号,如果洗脱、漏写,立即予以补记。

（2）将舌苔标本片插入标本片盒相应位置,并将表 6-4 暂交指导老师。

（3）清点并归还各种实验器材和试剂。

【注意事项】

本次实验内容多、时间紧,必须服从统一安排,按操作程序完成。

实验二　舌苔脱落细胞的镜检分析

【实验目的】

（1）熟悉舌苔脱落细胞检验的指标及方法。

（2）熟悉正常舌象舌苔细胞学检测值。

（3）了解异常舌苔的舌脱落细胞的变化。

【观测对象】

正常或病理舌苔者 2~3 名。

【实验材料】

每 2~3 名学生为 1 组,所需实验材料如下。

1. 仪器设备

(1) 生物显微镜 1 台。

(2) 显微镜头(物镜×10、×40;目镜×10)1 套。

(3) 显微光源 1 台。

(4) 标本片盒 1 个。

(5) 舌苔标本片每人 2 片。

(6) 血球分类计数器 1 台。

(7) 擦镜纸每人 1 张。

2. 实验记录

(1)《中医诊断学实验报告》每人 1 份。

(2)《中医舌苔脱落细胞检测记录》(表 6-4)每人 1 份。

【实验准备】

(1) 检查本实验所需器材、试剂是否齐全。

(2) 取下目镜盖,插上×10 目镜,并分别旋上×10 和× 40 的物镜。

(3) 开启光源,并适当调节光源角度、强度,使光线适宜。

【实验操作】

(1) 取巴氏染色标本片,按“头、体、尾”从左至右方向置于显微镜推片器弹簧夹内。

(2) 首先在 10×10 倍镜下,缓缓转动粗调手轮,使能见舌标本片中的清晰视野。

(3) 根据前述检验指标和方法,对各项指标分别进行检测,并将结果及时填记在表 6-5的专用表格中。

【实验结束】

(1) 清点并归还各种实验器材。

(2) 综合分析检测参数,完成表 6-4 和《中医诊断学实验报告》,交给指导老师。

表 6-4 中医舌苔脱落细胞检测记录

姓名:＿＿＿＿ 性别:＿＿ 年龄:＿＿ 民族:＿＿ 婚姻:＿＿ 资料编号:第＿＿号

职业:＿＿＿ 单位:＿＿＿＿＿＿＿＿＿ 电话:＿＿＿＿＿＿

有关病史:＿＿＿＿＿＿＿＿＿＿＿＿＿＿＿＿＿＿＿＿＿＿

中医舌诊:在下表中符合的项目栏内记"√"	舌质	舌色	淡红	淡白	红舌	绛舌	青舌	瘀斑
		舌形	苍老	胖嫩	瘦薄	裂纹	芒刺	齿痕
		舌态	痿软	强硬	震颤	歪斜	吐弄	短缩
	舌苔	苔质	厚/薄	润/燥	腐/腻	剥落	无苔	无根
		苔色	白苔	淡黄	深黄	焦黄	灰苔	黑苔

舌苔脱落细胞检测参数登记表

检测内容	1	2	3	4	5	6
印片背景	背景清晰 视野	背景模糊 视野	背景混浊 视野			
细胞分布	分布均匀 视野	分布密集 视野	分布成堆 视野			
上皮细胞	完全角化 个	不全角化 个	角化前 个	中层 个	底层 个	总数 个
变性细胞	肿胀退化 个	固缩退化 个	炎症变性 个	核异质 个	肿瘤细胞 个	
血细胞	中性粒 个	淋巴细胞 个	吞噬细胞 个	红细胞 个	其他细胞 个	

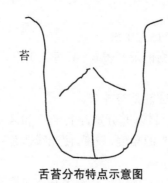

苔

舌苔分布特点示意图

舌象诊断：_____舌质_____舌苔

舌面酸碱度：pH 值_____

观测结果分析：_____

检测者签名：_____　_____

报告日期：_____年___月___日

【注意事项】

（1）集中精力，认真读片并完成记录。

（2）如有不能识别的细胞或视野，可请指导老师指导识别。

第三节　面部色诊实验、光电血管容积图的检测分析

实验一　面部色诊与光电血管容积图的检测分析

【实验目的】

（1）掌握面部光电血管容积图的描记过程、检测指标及测量方法。

（2）熟悉正常面色光电血管容积图的形态及其参考值。

（3）了解中医常见病理面色血管容积图的变化。

【观测对象】

正常或病理面色者 2～3 名。

【实验材料】

血管容积图描记每 5～10 名学生为一组（注意男、女生搭配）；血管容积图分析由学生独立进行，所需实验材料如下。

1. 仪器设备

（1）光电血管容积仪 1 台。

（2）面部光电换能器 1 个。

（3）活动探头支架 1 台。

（4）心电图机 1 台。

（5）检测部位转换开关 1 个。

（6）弯钳 1 把。

（7）95％的酒精棉球 1 瓶。

（8）诊断床 1 张。

（9）小分规每人 1 个。

（10）量角器每人 1 个。

（11）裁纸刀和糨糊每人 1 套。

2. 实验记录

（1）《中医诊断学实验报告》：每人 1 份。

（2）《面部色诊与光电血管容积图检测记录》（表 6-5）：每人 1 份。

（3）光电血管容积图图纸（表 6-6）：每人 1 份。

【实验准备】

（1）检查本次实验所需器材是否齐全。

（2）了解受检者近周来体温、服药、血压及面部皮肤状况。

（3）填写表 6-5 中受检者一般资料及有关病史。

（4）令受检者休息 5 min，向其说明检测方法，争取合作。

【实验操作】

1. 中医面部色诊　按照传统中医面部色诊的方法进行观察，并将结果记录于表 6-6 的相关表格之中。

2. 光电血管容积图描记

（1）仪器调节：

1）开启光电血管容积仪的后面板，取出电池盒，按要求装上电池后放回机内，盖上后面板，并旋紧螺丝。

2）将面部光电换能器的插头入检测部位转换开关的相应位置；再将转换开关、心电图机通过专用导线分别与光电血管容积仪相连；接好心电图机的电源线和地线。

3）开启光电血管容积仪的前面板上电源开关，旋开电压调节螺线上的小帽，用螺丝刀调节电压，使表头指针在"3"字处为宜（除非电压不足，一般使用时不需调节），再旋上小帽，关上开关。

4）打开心电图机电源,调节心电图机,使其定标为 10 mm,走纸速度为 25 mm/s,记录开关置"准备"档,导联开关置"I"导程位置。关上心电图机电源,至此调节完毕。

（2）图纸描记:

1）被检者仰卧于诊断床上,全身自然放松;检查者用酒精棉球为被测者面部的首额、左颊、右颊、鼻尖、下颏等检测部位去污脱脂;将地线与被测者接触。

2）将面部光电换能器置于面部任一检测部位（一般是首额）,按下转换开关的"面部"按键,打开光电血管容积仪和心电图机的电源开关,注意观察心电图机记录笔的摆动情况,同时调节血管容积仪的波幅增益旋钮,使记录笔达到一定的高度。

3）待记录笔的摆动平稳时,将心电图机的记录开关置于"记录"档,记录 3～5 个稳定的波形之后,即刻按下血管容积仪上的定标按键,打出 3～5 个光电标准讯号后,停止记录。

4）依照首额、左颊、右颊、鼻尖、下颏的序次,重复上 B、C 两步骤,完成面部光电血管容积图各点的描记。

（3）图纸标记:从心电图机上撕下记录纸,在每一份图纸始处左上角标记受检者的姓名、编号、检测日期（注意应与表 6－5 一致）;在每一组图形的上方标明所测部位的名称（如首额、左颊等）。

3. 图纸剪贴

（1）浏览:将各检测部位的图形浏览一遍,注意图形是否一致,基线是否平稳,标准讯号是否明显,有无交流干扰波形等。

（2）剪贴:将误差、干扰较多的图形剪除,将符合要求的图纸按不同的检测部位分段剪开（注意每段图形中至少保留 1 个明显的标准讯号）,然后将图纸粘贴在粘贴纸的相应部位。

4. 指标测量

（1）波形观察:对照教材所论述的波形指标的特点,对首额、左颊、右颊、鼻尖、下颏五个部位的图形分别进行观察判评,并分别填记于表 6－5 的有关专栏之中。

（2）参数测量:根据教材所介绍的光电血管容积图各类参数指标的测量方法,应用小分规、量角器、计算器等工具逐一测取,并填记于表 6－5 的专栏之中。

5. 分析报告 综合面部光电血管容积图的波形特点、检测能数,结合临床资料,得出检测报告。学生在学习阶段,可提出如下一项或几项分析意见。

（1）面部光电血管容积图正常或基本正常。

（2）符合（或基本符合）哪项面色特征（如面赤、面青等）。

（3）具有哪些特点（如某波形,某指标参数异常）,应考虑哪种情况（如某病、某证或某项病理生理变化）。请结合临床分析。

【实验结束】

（1）将心电图机记录关置"观察"位;关闭光电血管容积仪和心电图机的电源开关;按回转换开关"面部"按键。

（2）取下面部光电换能器,妥善保管。

（3）清点、整理并归还各种实验器材。

（4）分析图纸,完成表 6－5 和《中医诊断学实验报告》,按时交指导老师。

【注意事项】

（1）电源电压必须稳定,要求直流性能良好,地线接触良好。

（2）部件接插处保持清洁，尤其是信号输入插口处。

（3）室温适宜，室内光线要暗，受检部位和探头加盖黑布，以防杂散光射入。

（4）受检者体位要舒适、自然，休息 3～5 min 后进行。

（5）若同一检测部位图形形态差异较大，在参数测量时应取基线平稳的连续 3 个以上图表，求出参数的均值。

（6）光电血管容积图的幅值不是所测波幅高度（mm），而是以"光变量单位（U）"作为计量单位，应将所测波幅的高度除以标准讯号高度而求得。

（7）若图形的基线波动，其参数测量方法可参考压力脉图的有关说明执行。

表 6-5 面部色诊与光电血管容积检测记录

姓名：＿＿＿＿＿ 性别：＿＿ 年龄：＿＿ 民族：＿＿ 婚姻：＿＿ 资料编号：第＿＿号

职业：＿＿＿＿＿＿ 单位：＿＿＿＿＿＿＿＿＿＿＿＿ 电话：＿＿＿＿＿＿＿

有关病史：＿＿＿＿＿＿＿＿＿＿＿＿＿＿＿＿＿＿＿＿＿＿＿＿＿＿＿＿＿＿＿＿＿＿

中医面部色诊 （观察记表中）	观察部位	额 部	左 颊	右 颊	鼻 尖	下 颏
	五色变化					

面部光电血管容图参数登记：

指 标		额 部	左 颊	右 颊	鼻 尖	下 颏
时间 （s）	Tag					
	Tab					
	Tae					
	Teg					
	Tw					
波幅 （u）	Hb					
	Hd					
	He					
	Hf					
比值	Hb/Tab					
	Hd/Hb					
	He/Hb					
	Hf/Hb					
	Tab/Tag					
	（Tae～Tab）/Tag					
	Tw/Tab					
波 形						

中医面部色诊：＿＿＿＿＿＿＿＿＿＿＿＿＿＿＿＿＿＿＿＿＿＿＿＿＿＿＿＿＿＿＿

面血流容积图：＿＿＿＿＿＿＿＿＿＿＿＿＿＿＿＿＿＿＿＿＿＿＿＿＿＿＿＿＿＿＿

检测者签名：＿＿＿＿＿＿＿＿ ＿＿＿＿＿＿＿＿ 报告日期：＿＿＿＿年＿＿月＿＿日

表6-6　光电血管容积图图纸

姓名：　　　　性别：　　　　年龄：　　　　职业：　　　　资料编号：

部位名称	粘贴线
部位名称	粘贴线
部位名称	粘贴线
部位名称	粘贴线

图纸描记者：＿＿＿＿＿＿＿＿＿　整理日期：＿＿＿＿年＿＿月＿＿日

实验二 中医舌色与舌光电血管 容积图的检测分析

【实验目的】

(1) 掌握舌光电血管容积图的描记过程、检测指标及测量方法。

(2) 熟悉正常舌色光电血管容积图的形态及其参考值。

(3) 了解中医常见病理舌色血管容积图的变化。

【观测对象】

正常或病理舌色者 2～3 名。

【实验材料】

血管容积图描记每 5～10 名学生为一组(注意男、女生搭配);血管容积图分析由学生独立进行,所需实验材料如下。

1. 仪器设备

(1) 光电血管容积仪 1 台。

(2) 舌光电换能器 1 个。

(3) 舌探头支架 1 台。

(4) 心电图机 1 台。

(5) 检测部位转换开关 1 个。

(6) 小分规每人 1 个。

(7) 量角器每人 1 个。

(8) 裁纸刀和糨糊每人 1 套。

2. 实验记录

(1)《中医诊断学实验报告》每人 1 份。

(2)《中医舌色与舌光电血管容积图检测记录》(表 6-7)每人 1 份。

(3) 光电血管容积图图纸(表 6-6)每人 1 份。

【实验准备】

(1) 检查本次实验所需器材是否齐全。

(2) 了解受检者近周来体温、服药情况,询问口腔、舌部有无溃疡。

(3) 填写表 6-7 中受检者一般资料及有关病史。

(4) 令受检者休息 5 min,向其说明检测方法,争取合作。

【实验操作】

1. 中医舌色诊察 按传统舌诊方法进行,并将舌色填在表 6-7 相应的专栏中。

2. 光电血管容积图描记

(1) 仪器调节:同面部光电血管容积图检测。

(2) 图纸描记:

1) 让受检者面向仪器坐下,下颏自然托在舌探头支架的下颌托上;两唇轻闭,轻轻贴着小玻片,然后伸出舌尖,使舌尖背部轻触小玻片中部,接触的压力以形成 1 个面积约为 1.5 mm×2.0 mm 大小的平整观察面为度。

2）缓缓调节舌探头支架上的微调手轮,使舌被观察部位对准舌面光电换能器。

3）按下转换开关的"舌部"按键,打开光电血管容积仪和心电图机的电源开关,注意观察心电图机记录笔的摆动情况,同时调节血管容积仪的波幅增益旋钮,使记录笔达到一定的高度。

4）待记录笔的摆动平稳时,将心电图机的记录开关置于"记录"档,记录3～5个稳定的波形之后,即刻按下血管容积仪上的定标按键,打出3～5个光电标准讯号后,停止记录。

（3）图纸标记：从心电图机上撕下记录纸,在每一份图纸始处左上角标记受检者的姓名、编号、检测日期（注意应与表6-7一致）。

3. 图纸剪贴

（1）浏览：将各检测部位的图形浏览一遍,注意图形是否一致,基线是否平稳,标准讯号是否明显,有无交流干扰波形等。

（2）剪贴：将误差、干扰较多的图形剪除,将符合要求的图纸按不同的检测部位分段剪开（注意每段图形中至少保留1个明显的标准讯号）,然后将图纸粘贴在粘贴纸的相应部位。

4. 指标测量

（1）波形观察：对照教材所论述的波形指标的特点,对舌面光电血管容积图形分别进行观察判评,并分别填记于表6-7的有关专栏之中。

（2）参数测量：根据教材所介绍的光电血管容积图各类参数指标的测量方法,应用小分规、量角器、计算器等工具逐一测取,并填记于表6-7的专栏之中。

5. 分析报告　综合舌面光电血管容积图的波形特点、检测能数、结合临床资料,提出"检测报告"。学生在学习阶段,可提出如下一项或几项分析意见。

（1）舌面光电血管容积图正常或基本正常。

（2）符合（或基本符合）哪项舌色特征（如舌赤、舌青紫等）。

（3）具有哪些特点（如某波形,某指标参数异常）,应考虑哪种情况（如某病、某证或某项病理生理变化）。请结合临床分析。

【实验结束】

（1）将心电图机记录关置"观察"位;关闭光电血管容积仪和心电图机的电源开关;按回转换开关"舌面"按键。

（2）取下面部光电换能器,妥善保管。

（3）清点、整理并归还各种实验器材。

（4）完成表6-7和《中医诊断学实验报告》,按时交指导老师。

【注意事项】

同本章实验一"面部色诊与光电血管容积图的检测分析"。

表6-7 中医舌色与舌光电血管容积图检测记录

姓名：_____ 性别：____ 年龄：____ 民族：____ 婚姻：____ 资料编号：第___号

职业：_____ 单位：_____ 电话：_____

有关病史：_____

中医舌色诊察 （观察填表中）	观察部位	舌 尖	舌 中	左 边	右 边	舌 根
	五色变化					

舌光电血管容图参数登记

指 标		舌 尖	舌 中	左 边	右 边	舌 根
时间 （s）	Tag					
	Tab					
	Tae					
	Teg					
	Tw					
波幅 （u）	Hb					
	Hd					
	He					
	Hf					
比值	Hb/Tab					
	Hd/Hb					
	He/Hb					
	Hf/Hb					
	Tab/Tag					
	(Tae~Tab)/Tag					
	Tw/Tab					
波 形						

中医舌色观察：_____

舌血流容积图：_____

检测者签名：_____ _____ 报告日期：_____年___月___日

第四节 中医证候动物模型制作实验

实验一 急性气虚（气脱）证动物模型的复制

【实验目的】

（1）认真学习体会中医"劳则气耗""气随津伤""饥则损气"，深入理解劳累、出汗、腹泻、饥饿等综合因素所致元气耗损形成的"气虚"证机制及当归补血汤、独参汤、四君子汤、黄芪对"气虚"证的作用。通过本实验,初步掌握中医"气虚"证模型的研制方法,为进一步探索中医"气"实质打下良好的基础。

(2) 熟悉目前国内外研究中医"气"及"气虚"证的现状,提出今后研究工作中应注意的问题。

(3) 了解中医"气虚"证及其模型研究存在的问题,并搜集相关研究方法及文献,为今后进行系统研究做准备。

【实验原理】

气虚证是指元气(真气)不足,气的推动、温煦、固摄、防御、气化等功能减退,或脏腑功能活动减退所表现的一系列虚弱症候。其成因可以是久病、重病或劳累过度,致使元气耗损;也可以是后天饮食失节,致使元气生成匮乏;也可以是因年老体弱,脏腑功能衰退而使元气自衰等引起。临床上主要表现为少气懒言、声音低微、呼吸气短、神疲乏力,或有头晕目眩、自汗、活动后诸症加重等。

【实验材料】

1. 实验仪器及器材　游泳槽(桶)、跑步机、恒温干燥箱、电子秤、电吹风、电子天平、显微镜、恒温水浴锅、秒表、温度计、漏勺、毛巾、灌胃针、pH 试纸、烧杯、称量纸、药勺、玻璃棒、刀片、载玻片、盖玻片、100 mL 量筒。

2. 实验试剂　盐酸、甲醛、丙酮、蒸馏水、氯化重氮副品红溶液、苦味酸、亚硝酸钠、磷酸氢二钠、磷酸氢化钾、2%α-醋酸萘酚溶液、1%甲基绿溶液、二甲苯、香柏油。

3. 实验中药材

(1) 独参汤(《十药神书》):人参 60 g,大枣 5 枚。

(2) 黄芪 30 g。

(3) 四君子汤(《保命集》):白术 25 g,人参 25 g,黄芪 25 g,茯苓 25 g。

(4) 番泻叶 15 g。

【实验方法】

1. 造模　采用多因素即饥饿、劳累、汗出、番泻叶致腹泻造模 7 天。

2. 治疗　运用经典方剂进行治疗,比较独参汤、黄芪、四君子汤疗效差异。

3. 观察指标

(1) 小鼠的一般状态:精神、皮毛色泽、汗出情况、呼吸情况、体温等。

(2) 血涂片标本制备:检测 T 淋巴细胞、B 淋巴细胞、嗜中性淋巴细胞。

【实验步骤】

(1) 将 30 只小鼠随机分为 5 组:正常组、模型组、治疗组(独参汤组、黄芪组、四君子汤)组(图 6-1),每组 5 只。

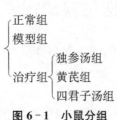

图 6-1　小鼠分组

（2）实施步骤见表 6-8。

表 6-8 急性气虚(气脱)证动物模型复制实施步骤

	第 1 天 (周二)	第 2 天 (周三)	第 3 天 (周四)	第 4 天 (周五)	第 5 天 (周六)	第 6 天 (周日)	第 7 天 (周一)	第 8 天 (周二)
正常组	正常饲养							
模型组	每天灌服生理盐水						热 烘	取血做血涂片
独参汤组	每天灌服独参汤							
黄芪组	每天灌服黄芪							
四君子汤组	每天灌服四君子汤							
备注	每天游泳、灌服番泻叶,饥饿							

（3）观察并记录小鼠的一般状态：体重、体温、饮食量,观察有无新的症状出现（每日清理粪便打扫卫生）。

实验二 心血瘀阻证家兔血压、心电、呼吸的检测分析

【实验目的】

（1）学习直接测量家兔动脉血压、心电、呼吸的实验方法。

（2）观察家兔颈迷走神经、交感神经和降压神经以及药物对动脉血压的影响。

【观测对象】

新西兰家兔,体重 1.8~2.5 kg,性别不限,每组 1 只。

【实验材料】

每 3~5 名学生为一组,所需实验材料如下。

1. 仪器设备

（1）哺乳类动物手术器械 1 套。

（2）兔手术台 1 台。

（3）动脉夹 1 个。

（4）动脉导管 1 支。

（5）PcLab 生物信号采集处理系统(已安装于电脑)1 套。

（6）血压换能器 1 个。

（7）手术灯 1 架。

（8）铁支架 1 个。

（9）保护电极 1 付。

（10）有色丝线(不同颜色)3 根。

（11）10 mL 注射器(含注射针)4 套。

2. 试剂药品

（1）20％氨基甲酸乙酯溶液 20 mL。

（2）1 000 U/mL 肝素溶液 20 mL。

（3）1∶10 000 肾上腺素溶液 20 mL。

（4）1∶10 000 去甲肾上腺素溶液 20 mL。

3. 实验记录

（1）《中医诊断学实验报告》每人 1 份。

（2）《心血瘀阻证家兔血压、心电、呼吸的检测记录》每人 1 份。

【实验准备】

1. PcLab 生物信号采集处理系统调试

（1）检压系统调试：将动脉导管与血压换能器相连，通过三通开关用肝素溶液充灌血压换能器和动脉导管，排尽血压换能器与动脉导管中的气泡；然后关闭三通开关备用。若血压换能器没有定标，要对血压换能器定标。具体方法如下：

1）连接好传感器与水银检压计。

2）转动三通开关至 1、2 通，使血压传感器与大气相通，PcLab 开始采样并将第二通道基线调至与零线相重合。然后接上注射器，向管路内注射液体，使水银检压计逐渐升至某一固定压力值（如 100 mmHg）；保持采样 30 s 时间。停止采样后出现波形抬高。

3）用鼠标点击波形抬高至平稳段的一点，然后移动鼠标至第一通道"右显示控制区"内"血压（mmHg）"处，单击鼠标右键，打开定标窗口；输入密码：PcLab，确定后进入定标窗口，"单位修正"在新值处填上水银检压计示出的压力值（如 100 mmHg），确定后退出定标窗口，完成定标。然后转动三通开关至 2、3 通道接入动脉血管，即可准备开始采集动脉血压信号。

（2）心电系统调试：按心电图标准 Ⅱ 导联的连接方式，将 25 mm 长的毫针（针刺用），刺入家兔的右前肢和两后肢的趾端，连有导线的鳄鱼夹分别夹在右前肢和两后肢的毫针上（负极接右前肢，正极接左后肢，右后肢则与接地线相连），其输入导线与 PcLab 生物信号采集处理系统的第二通道相连。

（3）呼吸系统调试：将呼吸换能器与 PcLab 生物信号采集处理系统的第三通道相连，皮管连接气管插管和呼吸换能器。

2. 动物实验准备

（1）称重、麻醉与固定：动物称重，按 5 mL/kg 的剂量于耳缘静脉注射 20％氨基甲酸乙酯溶液麻醉。将家兔背位（仰卧）固定于兔手术台上。

（2）手术：剪去颈前部兔毛，沿正中线切开皮肤 5～7 cm，用止血钳纵向分离皮下组织，于正中线分开颈部肌肉，暴露气管。在气管下方穿过一根线备用，在甲状软骨下约 1 cm 处剪一"⊥"形切口，插入气管插管，用皮管连接气管插管和呼吸换能器，用备用线结扎并固定。将切口边缘的皮肤及其下方的肌肉组织向两侧拉开，即可在气管两侧见到与气管平行的左、右总动脉鞘。鞘内迷走神经、交感神经和降压神经与颈总动脉伴行，仔细辨认三条神经，迷走神经最粗，交感神经次之，降压神经最细（如头发粗细），而且常与交感神经紧贴在一起。用玻璃分针先仔细分离右侧降压神经，然后再分离右侧颈迷走神经、交感神经和颈总动脉。每根神经、血管分离出长 2～3 cm，并在各神经、血管下穿一根不同颜色的丝线备用。

（3）动脉插管：分离左侧颈总动脉，尽可能向头端游离，穿线并结扎头端血管。动脉夹夹闭其近心端，结扎处与动脉夹之间的颈总动脉长度约需 2 cm，在血管下穿线备用。

用眼科剪在头端结扎线下方 0.5 cm 处的动脉壁上向心脏方向剪一斜切口,切口约为管径的一半,然后将准备好的动脉导管由切口处向心脏方向插入动脉内。用已穿好的备用线扎紧血管和已插入的动脉导管。利用头端结扎线将动脉导管再次结扎固定,使动脉导管与动脉保持在同一直线上,并可防止插管滑脱。剪去多余的结扎线部分。动脉导管另一端为血压换能器(动脉导管、连接管和血压换能器内预先排尽空气)。血压换能器与动物心脏保持在同一水平。

(4) 连接导线:按心电图标准Ⅱ导联的连接方式,将 25 mm 长的毫针(针刺用),刺入家兔的右前肢和两后肢的趾端,连有导线的鳄鱼夹分别夹在右前肢和两后肢的毫针上(负极接右前肢,正极接左后肢,右后肢则与接地线相连),其输入导线与 PcLab 生物信号采集处理系统的第二通道相连。

(5) 注射肝素:在耳缘静脉按 1 000 U/kg 剂量注射肝素,并等肝素在家兔体内血液中混合均匀后进行下面的实验。

【实验操作】

1. 动物造模　在左第四肋间开胸,暴露心脏剪开心包膜,于左冠状动脉前降支上 1/3 (离前降支起点 1～2 cm)处选结扎点,穿两根丝线结扎。将注射针头放在线结内与冠脉平行位置,结扎第 1 根丝线(第一结扎),将针头与冠脉前降支一起结扎,抽出针头。30 min 后再结扎第 2 根丝线(第二结扎)。缝合心包膜、胸壁。

2. 实验检测

(1) 连接实验装置,调整放大器面板按钮:第一步按下面板"输入 3"上方的小方开关,置于 AC(交流)位置;第二步将面板右方"R→S"置抬起位置,4 通道为正常信号输入;第三步将面板"输入 2""输入 4"置于 DC(直流)位置。

(2) 设置实验条件:第一步点击快捷工具栏上的"采样条件设置"快捷按钮,打开"采样条件"设置窗口,设定如下:显示模式连续记录、采样间隔 1 ms、采样通道选择 2、3、4 通道;点击"确定"后,选择各通道采样内容,第二通道为"血压"(mmHg),第三通道为"心电" (mV),第四通道为呼吸(g)。对血压传感器定标。点击"确定"。

(3) 实验采样:点击"开始"按钮,信号采集系统按记录仪模式描记动物血压、心电、呼吸三通道波形曲线。可根据当时动物状况调整各通道的放大倍数及 X、Y 轴压缩比。特别是心电,若有干扰信号,可选择低通滤波调节(如 50 Hz 干扰,可选低通上限 40 Hz),至信号理想为止。采样结束按"停止"键。采样时须注意:

1) 由于三个通道的信号变化快慢差别较大,其中心电变化较快,而血压、呼吸变化较慢。此时应调节 X 轴压缩比,调整观察状态,达到最佳效果。

2) 在采样过程中,如需要可暂停采样,再次采样时数据会自动接在上次采样之后,中间用一黑竖线隔开。如需存盘,可点击"存盘"按钮。在需要标记时,点击"标记"按钮为实验逐一添加标记。

3) 变换心电输入线的三个端点可以测出标准的Ⅰ、Ⅱ、Ⅲ心电导联信号。

(4) 观察测量:采样停止后,按下快捷工具栏中的观察快捷键,用十字光标即可测量各点值。也可以按下快捷工具栏中的"测量"快捷键,用鼠标拖选要测量的曲线段,由测量窗得到各项测量参数。

(5) 打印输出:为将 3 个波形曲线一次打印输出,可将鼠标移至时间显示区,拖动鼠标,选中要计算打印波形曲线,再点击"处理窗",及打印快捷键,完成计算打印工作。

【实验结束】

(1) 保存检测结果,退出 PcLab 生物信号采集处理系统,关闭计算机,拔下电源的插头。

(2) 清理手术器械、仪器设备,按要求处理实验动物。

(3) 完成检测记录和《中医诊断学实验报告》,按时交指导老师。

【注意事项】

(1) 准确掌握给药剂量。

(2) 手术时小心分离,不可损伤血管及神经。

(3) 及时保存实验数据。

实验三 心气虚证家兔左心室内压的测定分析

【实验目的】

(1) 学习和掌握心导管插管术。

(2) 观察药物对左心室内压的影响。

(3) 学习利用计算机进行左心室内压的测定和分析。

【观测对象】

新西兰家兔,体重 2～3 kg,性别不限,每组 1 只。

【实验材料】

每 3～5 名学生为一组,所需实验材料如下。

1. 仪器设备

(1) 哺乳类动物手术器械 1 套。

(2) 兔手术台 1 台。

(3) 动脉夹 1 个。

(4) 动脉导管 1 支。

(5) PcLab 生物信号采集处理系统(已安装于电脑)1 套。

(6) 血压换能器 1 个。

(7) 手术灯 1 架。

(8) 铁支架 1 个。

(9) 保护电极 1 付。

(10) 有色丝线(不同颜色)3 根。

(11) 10 mL 注射器(含注射针)4 套。

(12) 1 m 长橡胶管 1 根。

2. 试剂药品

(1) 20％氨基甲酸乙酯溶液 20 mL。

(2) 1 000 U/mL 肝素溶液 20 mL。

(3) 1∶10 000 肾上腺素溶液 20 mL。

(4) 1∶10 000 去甲肾上腺素溶液 20 mL。

(5) 普萘洛尔 10 mL。

3. 实验记录

(1)《中医诊断学实验报告》每人 1 份。

(2)《心气虚证家兔左心室内压的检测记录》每人 1 份。

【实验准备】

1. PcLab 生物信号采集处理系统调整

(1) 将动脉导管与血压换能器相连,通过三通开关用肝素溶液充灌血压换能器和动脉导管,排尽血压换能器与动脉导管中的气泡,然后关闭三通开关备用。血压换能器连接 PcLab 生物信号采集处理系统 CH_2。

(2) 将血压换能器的输入插头与 PcLab 生物信号采集处理系统的信号放大器输入盒的 2 通道相连。

(3) 调零、压力定标和制压。实验前,一般已调整好测量系统,实验过程中,勿轻易改动。

(4) 打开计算机,启动 PcLab 生物信号采集处理系统。

2. 动物实验准备

(1) 家兔麻醉:称重后,按 5 mL/kg 体重的剂量于耳缘静脉注射 20%氨基甲酸乙酯溶液。注意麻醉剂不宜过量,注射速度不宜过快,且注意家兔的呼吸频率。

(2) 家兔固定:将家兔仰卧(背位)放于兔台上,先用 4 根绳子一端打好扣结,缚扎于四肢距小腿关节的上方,将绳子拉紧并缚于兔台的铁柱上(注意:前肢必须从背后交叉固定),再用一根棉绳钩住兔门齿,将兔头固定在铁杆上。

(3) 颈部剪毛:沿正中线切开皮肤 5~7 cm,分离皮下组织,于正中线分开颈部肌肉,暴露气管。在气管下方穿过一根线备用,在甲状软骨下约 1 cm 处剪一"⊥"形切口,插入气管插管,用备用线结扎并固定。

(4) 颈动脉分离:在气管右侧分离颈总动脉鞘,游离出右侧颈总动脉长约 3~4 cm,在该动脉下穿两根线,一根在尽可能靠近头端处将动脉结扎;另一根留作固定心导管用。在尽可能靠近心脏端处用动脉夹夹闭颈总动脉,然后在头端结扎处下约 0.3 cm 的动脉壁上用眼科剪刀剪一个向心脏方向的半斜切口,准备插心导管时用。

(5) 注射肝素:在耳缘静脉按 1 000 U/kg 剂量注射肝素,并等肝素在家兔体内的血液中混合均匀后再进行下面的实验。

(6) 插入心导管:于家兔左胸前触摸到心尖波动最明显处,测量此点到右侧颈总动脉切口的距离,并将该段距离标记在心导管上,以便掌握导管推进的最大深度。将充满肝素溶液的心导管经右侧颈总动脉切口插入动脉腔内,直至动脉夹处。将备用线打一松结。然后用左手拇指和食指捏住动脉和插在里面的导管,右手慢慢放开动脉夹,如有血液由切口流出,可再次夹住动脉夹并将松结稍稍扣紧,再放开动脉夹。放开动脉夹后,立即将导管缓缓向动脉腔内推进。根据导管上的距离标记,可估计导管离左心室的距离。一般情况下,当导管尖端进入主动脉瓣入口时。有明显的抵触、抖动感。当突然产生一个突空感时,表示导管已进入左心室内,计算机屏幕上所显示的波形会有明显变化,即舒张压突然下降到−1.3~0.0 kPa(−10~0 mmHg)。用备用线结扎心导管,并将心导管固定于近旁活动度较小的组织上。

【实验操作】

1. 动物造模 参照《中医诊断实验方法学》第三章第二节"高脂性免疫损伤加慢性放

血法"复制心气虚血瘀证家兔模型。

2. 实验检测

（1）点击 PcLab 菜单"实验/常用生理学实验"，选择"左心室内压的测定"。

（2）PcLab 放大器和实验参数见表 6-9。

表 6-9　PcLab 放大器和实验参数

显示方式	记录仪	显示方式	记录仪
采样间隔	1 ms	处理名称	心室内压
X 轴显示压缩比	20：1	放大倍数	100～200
通道	通道 2	Y 轴压缩比	4：1
DC/AC	DC		

（3）记录静息状态下家兔左心室压力曲线，并求得心泵功能各项参数。

（4）给家兔耳缘静脉注射 1：10 000 肾上腺素溶液 0.2～0.5 mL，观察其心泵功能的变化。

（5）给家兔耳缘静脉注射 1：10 000 去甲肾上腺素溶液 0.2～0.5 mL，观察其心泵功能的变化。

（6）应用长管增大无效腔，使家兔窒息时心泵功能的变化。

（7）给家兔耳缘静脉注射普萘洛尔 0.3 mL，观察其心泵功能的变化。

3. 观察测量　检测停止后，按下快捷工具栏中的观察快捷键，用十字光标即可测量各点值。也可以按下快捷工具栏中的"测量"快捷键，用鼠标拖选要测量的曲线段，由测量窗得到各项测量参数。

4. 打印输出　将鼠标移至时间显示区，拖动鼠标，选中要计算打印波形曲线，再点击"处理窗"，及打印快捷键，完成计算打印工作。

【实验结束】

（1）保存检测结果，退出 PcLab 生物信号采集处理系统，关闭计算机，拔下电源的插头。

（2）清理手术器械、仪器设备，按要求处理实验动物。

（3）完成《检测记录》和《实验报告》，按时交给指导老师。

【注意事项】

（1）准确掌握给药剂量。

（2）手术时小心分离，不可损伤血管及神经。

（3）及时保存实验数据。

实验四　心气虚证候的动物模型复制

【实验目的】

学习心气虚动物模型的制作方法。

【实验原理】

动物剥夺睡眠的小站台法，是睡眠研究中的一种常用手段。其方法是：置动物于略高出水面的小平台上,当其困倦进入快速眼动相(REM)睡眠阶段时,就会因肌肉松弛而骤然坠入水中,动物只得重振精神再次爬上站台。这种情形反复发生,便达到了剥夺REM 睡眠的效果。若从中医角度考察这一实验,发现它可能包含着一些典型的中医致病因素:REM 睡眠是深度睡眠和梦的标志,此时动物神态消失,对因肌肉松弛而落水的事件"不能自知","梦"中的突然惊醒便构成了中医称谓"惊"的状态。此外,由于站台窄小,动物只能以固定的姿态伫立台上,久站便构成了"劳"的病因。在这两种致病因素的持续作用下,就会导致相应病证产生。

有关文献报道,睡眠剥夺能够造成动物情绪不稳定,使其兴奋性升高。探究反射增加和学习记忆能力下降;加之频频落水造成的不寐状态,这些正是心虚证在神志方面的表现。由于心主神明统血脉,如果剥夺 REM 睡眠果真能够造成心虚诸证,那么也必然会产生相应于心虚脉象的心血管功能变化。为此,进行剥夺 REM 睡眠对大鼠心血管功能影响的实验,以探讨能否用这种方法建立心虚证模型。

【实验材料】

1. 实验动物　雄性成年大鼠 20 只。

2. 实验仪器和器材　站台、T－V 转换装置、有机玻璃筒、导线别针。

【实验方法】

1. 动物及实验条件　雄性成年大鼠 20 只,体重 200～250 g,随机分为睡眠剥夺及对照两组。在实验室自然光照条件下,采用小站台水环境技术剥夺大鼠 REM 睡眠。据Mendclson 的工作,动物体重(W)与站台面积(A)的比值 W/A 需>6.4 时,才能得到满意的 REM 睡眠剥夺;而对照组 W/A≤1.73 时方可允许自由睡眠。本实验睡眠剥夺组所用小站台直径为 4.5 cm,大站台直径为 13.5 cm,符合上述要求。水池上方装有料斗槽及水瓶,实验期间大鼠可自由取食和饮水。分别于 24、48、72 和 96 h 测量血压和记录 ECG。实验均在下午进行,室温 18～27℃。

2. 血压测量和 ECG 记录　实验在恒温小室(35×27×25 cm,28±0.5℃)内进行。将大鼠禁锢在有机玻璃筒内,在其胸、背皮肤各固定一带导线别针,作为 ECG 记录电极。在鼠尾基部套上一个加压器(内径 1.0 cm,长 1.4 cm);在鼠尾中部距加压器约 2 cm 处安放一个光电转换装置。

用光电法测量大鼠血压,用加压器在鼠尾基部加压至 150 mmHg 阻断血循环,然后慢慢减压。此时 X－Y 记录仪上的压力和血流曲线同时缓慢下降,随后血流曲线又骤然回升。与曲线拐点对应的压力值即为鼠尾基部的动脉压,每次结果均为 3 次连续测量的平均值。待大鼠安静后,将 ECG 记录在 GF－555 型磁带记录仪上,连续 10 min,然后将动物放回原处。

3. 心率测量及心率变异功率谱的分析　将磁带记录的大鼠正 ECG 整形后,用一台通用计数器(E323A 型),计数平均心率。然后经 T－V 转换装置,把相邻 R 波的时间间隔转换成连续的电压幅度变化,送入 7T08 型信号分析仪,作 1 024 点功率谱分析。计算机采样间隔 50 ms,频率分辨率 0.02 Hz。

【实验结果】

(1) 睡眠剥夺对血压(收缩压)的影响。

(2) 睡眠剥夺对平均心率的影响。

（3）睡眠剥夺对心率变异功率谱的影响。

实验五　脾虚证候动物模型的复制

【实验目的】

学习脾虚证候动物模型的制作方法。

【实验原理】

对于脾虚证动物模型的研究，近年来正从苦寒泻下、饮食偏嗜、饥饿等单一造模因素向多因素造模方向发展，运用多因素造模更加符合中医理论。中医学认为"苦寒伤胃"，即指过度用苦寒之品会损伤脾胃。过度用苦寒之药易伤脾胃。用泻下法致脾虚证模型是常用的造型方法。大黄、番泻叶均为苦寒药，大黄含蒽醌衍生物，由小肠吸收后在体内变为大黄素，刺激肠壁使蠕动增加，同时使水分潴留肠腔，增加容积使肠道扩张，促进排便。番泻叶有效成分为番泻甙 AB，其分解产物经血行兴奋骨盆神经节以收缩大肠，引起腹泻。《难经·四十九难》曰："饮食劳倦则伤脾"，现代流行病学调查也说明劳倦和饥饱失常是脾虚证的重要致病因素。据此，本实验采用大黄苦寒伤胃、疲劳、饮食失节多因素致脾虚造模方法，既解决了造模因素单的问题，又较符合中医病因学理论，取得了造模后各项结果，并经临床部分脾虚证患者取样检测，得到基本一致的结果。

【实验材料】

1. 实验动物　Wistar 大鼠 80 只，雄雌各半。

2. 实验仪器和器材　自制滚筒式电动地步机。

3. 实验药物　大黄水煎剂（浓度 200%）、精炼猪油、中药药材。

【实验方法】

1. 随机分组　将动物随机分为对照组、造模组、中药治疗组、自然恢复组。

2. 选模步骤

（1）将实验大鼠首先给予大黄水煎剂（浓度 200%），4 mL/只/天灌胃，普通饲料，正常饮水，持续四天。

（2）第 5 天开始对大鼠双日在跑步机（自制滚筒式电动地步机）上跑步 10 min，当日喂洋白菜，平均每只鼠 60 g/日，自由进水；单日有精炼猪油灌胃，2 次/日，3 mL/次，至第四周测定各项指标。

（3）对照组不施刺激因素，正常饮食饮水。

3. 复健方法

（1）中药制备：以党参、白术、茯苓、砂仁、半夏、丹参等药物，煎煮，制成药物浓度 100%。

（2）对中药治疗组，经 4 周造模后，停止造模条件，改为普通饲料。同时给予中药灌胃，每日 1 次，3 mL/次。治疗 3 周后测定各项指标。自然恢复组，用蒸馏水灌胃，每日 1 次，每次 3 mL。与中药组同时测定指标。

【实验结果】

1. 动物一般表现

（1）正常对照组：动物精神好，动作灵活，毛发白而有光泽，皮肤黏膜红润，饮食量、饮水量多,体重呈直线上身。

(2) 脾虚模型组:动物精神萎靡、乏力、倦怠、闭目、喜扎堆、纳食减少,体重逐渐下降,皮毛疏松,粗糙无光泽,且颜色发黄,易脱落,足蹼、鼻尖、耳缘黏膜出现苍白,造模 1 周后出现软便,3 周后个别动物因极度衰弱死亡。解剖时见大部分动物有胃肠胀气。

(3) 中药治疗组:动物随着饮食的恢复和中药治疗,动物功能低下的表现逐渐改善,饮食量明显增多,皮毛变得舒展,黏膜逐渐红润,体重也逐渐增加,至第 4 周时基本恢复正常,与正常对照组比较无明显异常。

(4) 自然恢复组:动物恢复正常饮食,停止造模条件后,一般表现均不同程度改善,但较中药治疗组恢复慢。

2. 动物体重 正常对照组动物体重呈直线上升;脾虚模型组动物体重逐渐下降;中药治疗组动物随着饮食的恢复和中药治疗,体重也逐渐增加,至第 4 周时基本恢复正常,与正常对照组比较无明显异常;自然恢复组动物恢复正常饮食,停止造模条件后,体重恢复较中药治疗组慢。

3. 免疫功能观测结果

(1) T 淋巴细脑计数(ANAE)检测法。

(2) T 淋巴细胞转化率(体内法)。

(3) 腹腔巨噬细胞吞噬功能。

(4) 免疫器官重量及镜下结构:

1) 免疫器官重量:处死动物后,立即解剖,取出胸腺、脾脏,用千分之一天平称重。

2) 免疫器官的镜下改变。

4. 生化指标测定结果

(1) 木糖排泄率、尿淀粉防活力单位、血红蛋白测定。

(2) 肝脏组织中核酸含量观察(改良苔黑酚法、二苯胺法)。

5. 组织形态学观察

(1) 肝脏组织的光镜下情况。

(2) 胃黏膜的光镜下情况。

【注意事项】

(1) 实验前应先将大鼠分笼饲养视察 1～2 天,有腹泻(湿粪)的大鼠应淘汰之。

(2) 大黄或番泻叶均不宜久煎,亦可研粉加沸蒸馏水冲和,再加冷蒸馏水配成所需浓度的混悬液用。

(3) "湿粪"是指近似圆形的糊状软便或稀便,在吸水纸上,其周围有棕色环带。而正常的干粪则呈短棍形或梭形,在吸水纸上,其周围不显颜色。

(4) 给药后,最初 1～6 h,应每 2 h 换吸水纸 1 次,以便作湿粪计数,以后湿粪减少,吸水纸可少换或不换。

实验六 肺气虚证和肺阳虚证动物模型的复制

【实验目的】

学习肺气虚和肺阳虚证模型动物的造模方法。

【实验原理】

根据风寒外邪由皮毛而入,耗损肺气,久则成虚的理论,对实验动物给予烟熏刺激,造成"肺气虚"动物模型;根据肺气虚弱、寒邪犯肺致"肺阳虚"理论,对实验动物给予烟熏和寒冷刺激,造成"肺阳虚"动物模型。

【实验材料】

1. 实验动物　Wistar 雄性大鼠,体重 300～330 g。

2. 实验仪器和器材　125I‐cAMP、125I‐cGMP 放免药盒,数字温度计,锥板式粘度计,寒冷箱(箱内外空气可自由流通),烟熏箱(0.5 m×0.5 m×1.5 m,箱内外空气可自由流通)。

3. 实验药物　10％的甲醛,生理盐水,肝素。

【实验方法】

1. 分组　随机分成肺气虚组、肺阳虚组和对照组。

2. 造模　肺气虚组给予烟熏,肺阳虚组给予烟熏和寒冷刺激。

3. 实验步骤

(1)造模:将肺气虚组、肺阳虚组大鼠置于烟熏箱内,刨花 50 g 烟熏,每天 30 min;烟熏 15 min 后,将肺阳虚组大鼠置于可调寒冷箱内(0～2℃),每日 2 次,每次 2 h;对照组正常饲养。造模 6 周。

(2)6 周后,进行实验,室温控制在 18～20℃,观察 3 组大鼠一般情况。

(3)分别测量体重。

(4)取大鼠弓背时背部最高点,测温时间为上午 9～10 时,测量背部体表温度。

(5)观察大鼠静伏状态每分钟胸廓运动。

(6)3 组大鼠分别给予烟熏刺激,观察咳嗽情况。

(7)各组大鼠分批在 40 mg/kg 戊巴比妥钠麻醉下剖开腹腔,腹主动脉取全血 3～5 mL,肝素抗凝,抗凝瓶中预先加入 1％肝素,37℃烘干后使用。血液注入抗凝瓶后轻摇,使血液充分抗凝占用锥板式黏度计测定检测血液流变学。

(8)处死动物,打开胸腔,取一侧肺组织,称取 30～50 mg,加 1 nL 过氯酸或 5％三氯醋酸作匀浆(1～2 nL),3 000 r/min,离心 10 min,取一定量上清液。如为过氯酸上清,用 20％ KOH 中和后再离心去沉淀,取全部上清在 70～75℃水浴上蒸干。如为三氯醋酸上清,则加 5 倍体积水饱和的乙醚洗 3 次,除去三氯醋酸,水相在 70～75℃水浴蒸干。干渣重溶于适量 50 mmol/L 醋酸钠缓冲液(pH 6.2),放免法测定环核苷酸(具体操作参见试剂盒说明书)。

(9)取气管、支气管、肺组织进行病理学检查,将组织用 10％中性甲醛液固定,石蜡包埋切片,HE 染色,光镜下观察。

【实验结果】

(1)一般情况:大鼠的活动、神情、毛发的光泽、有无脱落等。

(2)体重。

(3)咳嗽:以给予刺激以后,每 min 咳嗽次数表示。

(4)气急:以大鼠静伏状态每 min 胸廓运动次数表示。

(5)背部体表温度。

（6）血液流变学：全血比黏度、血细胞比容、血浆黏度、红细胞变形指数。

（7）肺组织中环核苷酸含量测定 cAMP、cGMP，放射免疫法检测。

（8）气管、支气管、肺组织病理学检查。

【总结】

肺气亏虚是肺的症候中最为常见的一种，往往也是肺的其他症候的基础；而肺阳虚是肺阳不足，机能衰退及一系列温煦功能减退的临床表现的总称，寒邪犯肺、痰饮久停、肺气不足等都会伤及肺阳。本实验即模拟肺气虚证及肺阳虚证的形成因素建立模型，实验方法简便，可以对两种证型的模型加以对比，但造模时间较长。

实验七　肾阳虚证动物模型的复制

【实验目的】

用大剂量外源性氢化可的松建立大鼠"肾阳虚"模型，以此了解肾阳虚时机体症候变化特点及助阳药的作用原理。

【实验原理】

小剂量外源性糖皮质激素使体内激素水平升高，可使实验动物产生类似于肾上腺皮质功能亢进的肾阴虚的症候。而大剂量糖皮质激素则能反馈性抑制腺垂体 ACTH 的释放，从而抑制糖皮质激素的释放，当突然停用皮质激素，肾上腺皮质轴的抑制状态即暴露出来，使动物出现一系列的"耗竭"现象，按照中医脏腑辨证标准，类似于肾阳虚证的临床表现。分别使用助阳药和滋阴药能使肾阳虚和肾阴虚症状有一定程度改善。

【实验材料】

1. 实验动物　雄性 SD 大鼠。

2. 实验仪器和器材　天平、离心机、玻璃匀浆器、血清睾酮放免试剂盒。

3. 实验药物　醋酸氢化可的松、0.9% NaCl、助阳复方制剂，附子、肉桂、生地黄以 2∶2∶1 煎煮，每毫升含生药 1 g、10% 戊巴比妥钠。

【实验方法】

1. 动物　健康 SD 系大鼠，雄性，体重 270～330 g。

2. 造模　造型组大鼠臀部皮下注射氢化可的松，每天 25 mg/kg，连续注射 7 天，停药 6 天。凡出现双目无神、精神不振、屈背卷缩、大便稀烂、肛温和肢端温降低，饮水量减少，同时血清睾酮水平下降，与正常对照组有显著差异者为造模成功。

3. 实验步骤

（1）将大鼠随机分成正常对照组、模型组（肾阳虚组）和中药组。

（2）模型组和中药组大鼠按上述方法造模型。中药组同时给予助阳复方制剂，每日每 kg 体重喂服 13 mL，共服 13 天至实验结束。对照组用等量生理盐水喂服，给药天数与模型组同。

（3）每天观察精神状态、体重、饮食量、肛温。

（4）实验后以腹腔注射 10% 戊巴比妥钠麻醉动物，麻醉剂量 40 mg/kg（10 mg/kg），腹主动脉取血，放免法检测血清睾酮含量（具体步骤参见药盒说明书）。

（5）取肾上腺、睾丸、脾脏、胸腺称重并进行形态学观察。

【实验结果】

1. 血清睾酮含量变化　模型组睾酮含量明显降低,与正常对照组比较,差异显著,中药助阳复方制剂能有效改善模型组动物的肾阳虚症状。

2. 肾上腺、睾丸、脾脏、胸腺的变化　肾虚模型动物的肾上腺、睾丸、脾脏、胸腺脏器的重量下降;形态学可观察到,肾上腺皮质束带变薄,脾脏白髓变少、脾小体变小、淋巴细胞减少、胸腺缩小、淋巴细胞含量下降,睾丸间质细胞减少等。补肾药对此有一定程度的改善作用。

实验八　肾阴虚证动物模型的复制

【实验目的】

用小剂量外源性氢化可的松建立大鼠肾阴虚模型,以此了解肾阴虚时机体症候变化特点及滋阴药的作用原理。

【实验原理】

小剂量外源性糖皮质激素使体内激素水平升高,可使实验动物产生类似于肾上腺皮质功能亢进的肾阴虚的症候。而大剂量糖皮质激素则能反馈性抑制腺垂体 ACTH 的释放,从而抑制糖皮质激素的释放,当突然停用皮质激素,肾上腺皮质轴的抑制状态即暴露出来,使动物出现一系列的“耗竭”现象,按照中医脏腑辨证标准,类似于肾阳虚证的临床表现。分别使用助阳药和滋阴药能使肾阳虚和肾阴虚症状有一定程度改善。

【实验材料】

1. 实验动物　雄性 SD 系大鼠。

2. 实验仪器和器材　天平、离心机、玻璃匀浆器、血清睾酮放免试剂盒。

3. 实验药物　滋阴复方制剂,熟地黄、菟丝子、龟板以 2∶3∶2 的比例煎煮,经滤过,浓缩,每 mL 煎剂含生药 1 g,醋酸氢化可的松,0.9％ NaCl,10％戊巴比妥钠。

【实验方法】

1. 动物　健康 SD 系大鼠,雄性,体重 270～330 g。

2. 造模　造模组大鼠臀部皮下注射氢化可的松,每天 18 mg/kg,连续 5 天,凡有精神不振、眼窝下陷、毛发不荣、消瘦、大便干、烦躁不安、饮水量增多、肛温升高和血清睾酮水平下降,与对照组有显著差异者为合格。

3. 实验步骤

(1) 将大鼠随机分成对照组、模型组(肾阴虚组)和中药组。

(2) 模型组和中药组大鼠按上述方法造模,其中中药组同时给予滋阴复方制剂,每天按每 kg 体重 6.3 mL 喂服,连续 9 天。对照组用等量生理盐水喂服或肌注,给药天数与模型组同。

(3) 每天观察精神状态、体重、饮食量、肛温。

(4) 实验后,于麻醉状态下腹主动脉取血,放免法检测血清睾酮含量。

(5) 取肾上腺、睾丸、脾脏、胸腺称重并进行形态学观察。

【实验结果】

1. 血清睾酮含量的变化　模型组睾酮含量明显降低,与正常对照组比,较差异显著,中药滋阴复方制剂能改善模型动物的肾阴虚症状。

2. 肾上腺、睾丸、脾脏、胸腺的变化　同阳虚模型类似。

【评价】

20 世纪 60 年代初建立的氢化可的松动物模型被广泛用于中医肾虚证的研究；小剂量氢化可的松使动物出现肾上腺皮质亢进的症状广类似肾阴虚证；而大剂量氢化可的松则使动物出现一系列"耗竭"现象，与肾阳虚证颇为接近。后来的研究者采用此模型进一步研究肾虚证的病理机制及补肾药的作用，取得了一定的成果。但是，至今对这种模型存有争议：① 制备这种肾虚模型仅需 1 周的时间，而临床肾虚证往往有慢性的疾病发展过程，是久病及肾的结果；② 有人研究阳虚、阴虚、肾阳虚和肾阴虚都用这种方法，实际上中医的阳虚与肾阳虚、阴虚与肾阴虚是有区别的。

实验九　少阴寒化证大鼠模型的建立

【实验目的】

建立少阴寒化证大鼠模型，为六经病的现代化研究提供载体。

【实验原理】

少阴病，四肢厥逆，恶寒蜷卧，呕吐不渴，腹痛下利，神衰欲寐，舌苔白滑，脉微，或太阳病误汗亡阳。《伤寒论》曰："少阴病，脉沉者，急温之，宜四逆汤。""吐利，汗出，发热，恶寒，四肢拘急，手足逆冷者，四逆汤主之。"《医方论》曰："四逆汤为四肢厥冷而设，仲景立此方以治伤寒之少阴病。若太阴之腹痛下利，完谷不化；厥阴之恶寒不汗，四肢厥逆者亦宜之。盖阴惨之气深入于里，真阳几微欲脱，非此纯阳之品，不足以破阴气而发阳光；又恐姜、附之性过于燥烈，反伤上焦，故倍用甘草以缓之。立方之法，尽美尽善……四逆者，必手冷过肘，足冷过膝，脉沉细无力，腹痛下利等象皆备，方可用之，否则不可轻投。"

【实验材料】

1. 实验动物　处于生长期的 Wistar 大鼠，雌雄各半，体重 180～230 g。

2. 实验仪器和器材　大鼠代谢笼、动物脉搏换能器、四道生理记录仪、手术器械、大鼠实验台。

3. 实验药物　β-溶血性链球菌、寒凉中药复方煎剂[石膏、知母、黄柏、龙胆草比例为 2∶1.5∶1∶1，常规水煎煮两次，浓缩成 200%（生药含量为 2 g/mL）药液备用]。

4. 实验环境　温度 20～25℃，湿度 60%～80%。

【实验方法】

实验室环境温度为 10±2℃；所有大鼠均单个饲养在代谢笼中，自由摄食和摄水，先以 200% 的寒凉中药复方煎剂灌胃，剂量为 6 g/只，每天 1 次，连续 14 天。第 15 天由尾静脉注射 β-溶血性链球菌，每次 1 mL（0.1×1 010/mL），每 7 天注射 1 次，共 2～4 次。

【实验结果】

1. 造模后进行以下观察

（1）主要症状：造模后大鼠毛发蓬松，毛色枯燥无光泽，易脱落，匍匐行走，懒动，嗜睡，大便溏不成颗粒状，舌质色暗。

（2）扭体次数减少。

（3）饮水量减少。

（4）尿量增加。

（5）体表温度下降，体表温度与舌下温度的温差增大。

（6）以动物脉搏换能器测定大鼠尾动脉振动幅度，可见其搏动幅度减弱。

（7）血浆皮质醇浓度降低。

（8）舌体微循环障碍。

（9）体重增长减慢。

2. 模型评价　本模型以寒凉中药造成阳虚，在此基础上，以β-溶血性链球菌造成心肾损伤，造模后动物出现阳虚体征，症状观察可见到心肾损害，以四逆汤反证对该模型有明显的改善作用，类似于人类少阴病寒化证的变化，表明该模型制作成功。

【注意事项】

（1）动物应单个饲养，以便于观察和测定。

（2）实验环境温度要严格控制。

【思考题】

简述少阴寒化证的特点。

实验十　少阴病心肾阳虚证家兔模型的建立

【实验目的】

建立家兔少阴病心肾阳虚证模型。

【实验原理】

该模型先饲以高脂饲料造成动脉粥样硬化，阴损及阳的原理，继而根据中医大汗亡阳，以寒凉药和麻黄汤发汗损伤人体阳气，导致动脉粥样硬化合并阳虚证，并且具有温阳活血作用的药物（四逆汤合抵当汤）反证治疗，对上述病理变化均有改善作用，提示该模型类似人类少阴病心肾阳虚证。

【实验材料】

1. 实验动物　2.5 kg 左右的新西兰雄性家兔。

2. 实验药物　知母、石膏（比例为 1.5∶2），常规水煎，浓缩成 100%（每 mL 1 g 生药）药液。麻黄汤，组成为桂枝、炙甘草、麻黄、杏仁（比例 3∶2∶1∶3），常规水煎，浓缩成100%（每 mL 1 g 生药）药液。胆固醇、2,4-二硝基苯酚、猪油、蛋黄粉、皮质醇、6-酮-前列腺素 Fla、内皮素（ET）、肿瘤坏死因子（TNF）、血脂（TC、HDL、TG）。

3. 实验环境　温度 20～25℃，湿度 60%～80%。

【实验方法】

（1）家兔在 80% 基础饲料中加入 15% 蛋黄粉、0.5% 胆固醇、5% 猪油，以此饲料连续喂养 3 周。3 周后饲料中不加胆固醇，只喂养蛋黄粉和猪油的饲料，继续喂养 3 周。喂养期间自由摄食和饮水。

（2）在饲喂同时，于第 5 周起灌胃寒凉药液 7 mL/kg（相当于人等效剂量的 7 倍左右），连续 1 周。第 7 周起，实验家兔皮下注射 2,4-二硝基苯酚 30 mg/kg。1.5 h 后灌服麻黄汤以发汗，每天 1 次，连续 1 周，于实验第 7 周后检测。

【实验结果】

(1) 血浆 6-酮-前列腺素 Fla 含量降低。

(2) 血浆皮质醇含量降低。

(3) 血浆 ET 浓度升高。

(4) 血脂(TC、LDL)升高,HDL 含量降低。

(5) 血浆 TNF 含量升高。

(6) 主动脉形态结构观察,内膜增厚,见内皮细胞受损,有大量平滑肌源性和单核细胞源性泡沫细胞,中膜平滑肌细胞排列紊乱,平滑肌细胞为合成型,含大量脂质空泡。

【注意事项】

(1) 动物应单个饲养,以便于观察和测定。

(2) 严格按配方比例配制高脂饲料,注意饲料保洁。

【思考题】

试述麻黄汤的主要作用。

实验十一　少阴病热化证大鼠模型的建立

【实验目的】

建立类似少阴病热化证的内毒素所致弥散性血管内凝血(DIC)动物模型。

【实验原理】

本模型以中医理论为依据,以内毒素腹腔注射造成大鼠 DIC 模型。内毒素通过 Shwartzman 反应,导致继发性出血,引起微血管内血栓形成,这与中医血热出血证相似,又实验室检查及病理观察均表明,该模型兼阴虚血瘀之证,相当于少阴病热化证,故本模型类似于阴虚热盛兼血瘀之出血证。

【实验材料】

1. 实验动物　SD 大鼠体重 180～220 g,雌雄均用。

2. 实验仪器和器材　半导体体温计。

3. 实验药物　大肠杆菌脂多糖(LPS,Sigma 公司产,from E Coli55,B5),用时以生理盐水在无菌条件下配制成 0.1 mg/mL 溶液。DIC 检测相关试剂。

4. 实验环境　湿度 60%～80%,温度 20～25℃。

【实验方法】

大鼠按 0.1 mg/kg(1 mL/kg)剂量腹腔注射 LPS,24 h 同前法腹腔注射 LPS。

【实验结果】

1. 一般表现　动物表现出烦躁、精神差,进食减少,大便干燥,小便短赤等症状。

2. 体温(肛温)　第 1 次注射 LPS 后 3 h 体温开始上升,至第 7 h 升至最高,其后缓慢下降,但至第二次注射 LPS 后体温仍升高。

3. 血液学检查　血中 RBC、WBC 数均下降,MCV 减小。

4. 出凝血试验　造模后 PLT 数下降,凝血酶原时间 PT 和活化部分凝血活酶时间 aPTT 延长,FIB 含量升高,3P 试验阳性,符合 DIC 的表现。

5. 病理学检查　可见肺灶性出血、水肿,肝瘀血,肺泡壁毛细血管及肾小球毛细血管内可见血栓,肾近曲小管上皮细胞坏死。

【注意事项】

（1）注射 LPS 的量不可过大,否则常导致动物死亡。

（2）取血后,如暂时不测定,则应加盖后置 4℃冰箱中保存。血液学检测应在 4 h 内完成。

（3）在测定血液学指标时,最好用塑料器皿。

【思考题】

DIC 的临床表现有哪些?

实验十二　少阴病阳虚水停证家兔模型的建立

【实验目的】

建立类似于伤寒论少阴病阳虚水停证的动物模型。

【实验原理】

真武汤由附子、茯苓、白术、白芍、生姜等组成,其功效为温阳利水。方中附子温肾阳,宜用制附片,且应久煎;苓、术温脾阳;白芍阴柔以制术、附之燥,且合生姜和营卫,其中生姜务必是新鲜的,取其宣发之性,而不能用干姜代之,不然就失去用姜的意义。

本模型采用先灌服寒凉药制造阳虚模型,在此基础上采用缩窄升主动脉和模拟心肌缺血的方法,引起动物充血性心力衰竭,动物在症状体征、体温及血液动力学检查均与阳虚合并心衰改变相似。且以真武汤进行反证性治疗,表明真武汤对该模型有效。可见,该模型类似于伤寒论少阴病阳虚水停证。

【实验材料】

1. 实验动物　体重 2.0~3.0 kg 新西兰家兔,雌雄兼用。

2. 实验仪器和器材　手术剪、镊子、手术刀柄、刀片、止血钳、升主动脉缩窄环、四通道生理记录仪、动物人工呼吸机、7071 型半导体温度计。

3. 实验药物　石膏、知母(比例 2:1.5),常规水煎两次,浓缩成 100％水煎液,于 4℃冰箱保存。

4. 实验环境　湿度 60％~80％,温度 20~25℃。

【实验方法】

（1）在实验时每天灌服寒凉药 1 次,剂量为 7 mL/kg(7 g/7 kg),相当于按人体表面积计算后剂量的 7 倍左右,连续 7 天。

（2）于第 8 天将兔固定于手术台上,用脱毛剂脱去胸部毛发,酒精、碘酒常规消毒 3 次,2％普鲁卡因局部麻醉,在无菌条件下,沿胸骨左缘切开皮肤、肌肉,剪断第 2、3 肋骨,用开胸器撑开暴露心脏,注意避免损伤胸膜及剪破心脏。再夹住心耳部,稍提起,暴露冠状动脉,在冠状动脉起始部下 0.5 cm 处,用丝线结扎左冠状动脉前降支,为防侧支循环,再在结扎处的下方约 1 cm 处再行结扎。然后用血管分离主动脉,用自制缩窄环套住升主动脉,使两端相接,环的长度较升主动脉周径的 2/3 长 1~2 mm(从而缩窄升主动脉 1/3,几天后,因海带吸水发泡可使升主动脉口径缩小至原来的 1/3 左右)。关闭心包膜和胸腔,缝合切口。整个手术期间均维持兔的自主呼吸。

（3）以青霉素 40 万单位肌内注射,每天 2 次,连续 3 天。如兔不进食,则以 5％葡萄糖 5～10 mL 静脉注射,每天 2～3 次。7～10 天后观察。

（4）在造模后不同时间,以半导体温度计测定腹部及肢体(左后足、右前足)温度。可见在手术后第 7 天肢体温度降低。动物出现倦卧、活动减少、毛发枯燥、口及耳部发绀、足部水肿。

（5）手术后第 7 天,再以 3％戊巴比妥钠麻醉,按心电图测定法测动物肢体导联心电图。切开颈部皮肤,分离颈总动脉,从左颈总动脉插入充满肝素的导管至左心室,导管的另一端与压力传感器相连,固定导管。

【实验结果】

待动物稳定后测定左室内压(LVP)、左室内压最大上升速度率(LV dp/dt max)及心率(HR)。结果发现 LVP 升高,dp/dt max 升高,而心率无明显变化。

【注意事项】

（1）手术时细心操作,避免损伤胸膜、大血管、心肌。

（2）严格按无菌要求操作。

（3）术后注意加强抗菌治疗。

【思考题】

真武汤的方药组成是什么?

第五节　中医经典方的实验观察

实验一　吴茱萸汤对肝寒犯胃家鸽呕吐模型的防治作用

【实验原理】

吴茱萸汤为《伤寒杂病论》方剂,有吴茱萸、人参、生姜、大枣组成,在临床广泛用于肝寒犯胃,温胃止呕证。主治胃中虚寒、食谷欲呕、胸膈满闷、呕吐下利、手足逆冷等。此方辛苦甘温,热性呕吐、头痛、胃腹痛患者不宜使用。现代药理学实验证明,吴茱萸汤显著抑制胃液分泌,使胃液分泌量减少,酸度降低;对离体胃运动和胃排空有明显抑制作用,并具有保护胃黏膜作用。

【实验目的】

观察吴茱萸汤对硫酸铜灌胃家鸽诱导所致呕吐的抑制作用。

【实验材料】

1. 实验动物　健康家鸽 2 只,雌雄不限,体重 300～400 g。

2. 实验药物　吴茱萸汤。组成为吴茱萸 9 g,党参 9 g,生姜 18 g,大枣 6 g。将药品粉碎加入双蒸水后煎煮成 1 g/mL 混悬液备用。

【实验方法】

随机 1 只作为空白对照组,1 只作为吴茱萸汤给药组。对照组灌胃给予 2％硫酸铜溶液 1 mL/100 g 体重,吴茱萸汤组灌胃给予 2％硫酸铜溶液 1 mL/100 g 体重后,灌服吴茱萸汤 2 mL/100 g,记录 2 组家鸽出现第 1 次呕吐的时间(呕吐潜伏期)和给予硫酸铜后 1 h 内家鸽呕吐的次数(频率)。

【实验结果】

请将实验结果填于表 6-10。

表 6-10 吴茱萸汤对肝寒犯胃家鸽呕吐模型的防治作用实验结果记录表

组 别	潜伏期(min)	呕吐次数(次/h)
空白对照组家鸽呕吐潜伏期		
吴茱萸汤组家鸽呕吐潜伏期		

【总结】

现代药理实验分析吴茱萸汤主要有镇吐、止泻、抗溃疡、抑制胃运动、强心、升血压、抗休克、改善微循环、提高免疫功能等作用。在对硫酸铜引起的家鸽呕吐实验研究中，吴茱萸汤灌胃有明显的镇吐效果，可显著减少家鸽的呕吐次数，延长形成呕吐所得时间，抑制胃液尤其是胃酸分泌，能使胃液分泌量减少，胃液酸度降低，呈现出明显的制酸效应，实际上，用吴茱萸汤和胃制酸，远在晋代、唐代就有医家开始用本方治疗吞酸嗳气等症。张仲景在《伤寒杂病论》中未提及吴茱萸汤制酸，故对这一作用的认识，是后世对它的进一步发展。这一结果进一步从动物实验的角度证明了吴茱萸汤的止呕作的佐证。

【思考题】

吴茱萸汤为什么会对肝寒犯胃证有治疗作用？

实验二 桂枝汤加减药味量效关系的拆方实验

【实验原理】

桂枝汤，辛温解表剂，主要治疗外感风寒表虚及营卫不和证。头痛发热，汗出恶风，或鼻鸣干呕，苔白不渴，脉浮缓或浮弱者。临床主要用于普通感冒、流行性感冒、上呼吸道感染等见风寒表虚证者。

【实验目的】

观察桂枝汤加减药味对大鼠酵母发热模型的退热作用。

【实验材料】

1. 实验动物 幼龄 SD 大鼠 5 只，雄性，SPF 级，体重 60～80 g。

2. 实验药物 桂枝汤。组成为桂枝 9 g，芍药 9 g，生姜 9 g，大枣 6 枚，甘草 6 g。将方剂拆方，单味药剂量不变，分别为桂枝汤去芍药，桂枝汤加桂枝，桂枝汤加芍药，将药品粉碎加入双蒸水后煎煮浓缩成 1 g/mL 混悬液备用。

【实验方法】

随机 1 只作为模型对照组，余 4 只分为桂枝汤组、桂枝汤去芍药组、桂枝汤加桂枝组、桂枝汤加芍药组。每组分别 20％酵母混悬液 20 mL/kg 背部皮下注射造成大鼠发热模型，各组灌胃给予相应药物 1 mL/100 g，给药后 1 h 电子体温计连续测量 6 h 的体温，观察给各实验组的退热作用。

【实验结果】

请将实验结果填于表 6-11。

表 6-11 桂枝汤加减药味量效关系的拆方实验实验结果记录表

组 别	体温(℃)					
	1 h	2 h	3 h	4 h	5 h	6 h
模型对照组						
桂枝汤组						
桂枝汤去芍药组						
桂枝汤加桂枝组						
桂枝汤加芍药组						

【总结】 桂枝汤,辛温解表剂,主要治疗外感风寒表虚及营卫不和证。头痛发热,汗出恶风,或鼻鸣干呕,苔白不渴,脉浮缓或浮弱者。临床主要用于普通感冒、流行性感冒、上呼吸道感染等见风寒表虚证者。煎剂灌胃对酵母所致大鼠发热有解热作用,静脉注射可对抗三联菌苗所致的家兔发热。桂枝汤煎剂灌胃可抑制大鼠白细胞介素-1(IL-1)、INF、肿瘤坏死因子(TNF)等内生致热源的产生,可降低下丘脑中前列腺素 E2 和 cAMP 的含量,而发挥解热作用。桂枝汤还可提高低体温大鼠前列腺素 E2 和 cAMP 等中枢发热介质在下丘脑中的量,阻断发热神经递质 5-羟色胺的降解灭活,从而发挥其升体温作用。

【思考题】

桂枝汤加减化裁方有哪些?有哪些治疗作用?

实验三 小青龙汤的平喘作用

【实验原理】

小青龙汤源自《伤寒论》,为治喘咳要方。功能为解表散寒、温肺化饮。主治外感风寒、内停水饮、干呕、发热、咳嗽、小便不利等症。清代尤在泾在《金匮要略心典》中提出"咳逆倚息不得卧,小青龙汤主之"的论点后,医界遂以此方为治疗咳喘的主方。近代用于治疗支气管哮喘和慢性支气管炎等。临床应用以恶寒发热,无汗,喘咳,痰多而稀,舌苔白滑,脉浮为辨证要点。因小青龙汤辛散温化之力较强,应以确属水寒相搏于肺者,方宜使用,且视患者体质强弱酌定剂量。文献报道该方对离体豚鼠气管有明显松弛作用,凡遇哮喘性支气管炎、支气管哮喘等属痰饮哮喘之证,选用小青龙汤重用细辛,取效甚捷。

【实验目的】

观察小青龙汤对豚鼠实验性哮喘的保护作用。

【实验材料】

1. 实验动物 豚鼠,SPF 级,雌雄不限,体重 150~250 g。

2. 实验药物 小青龙汤。组成为麻黄 9 g,桂枝 9 g,干姜 9 g,细辛 3 g,五味子 6 g,白芍 9 g,半夏 12 g,甘草 6 g。将药品粉碎加入双蒸水后煎煮浓缩成 1 g/mL 混悬液备用。

【实验方法】

小青龙汤组豚鼠灌服小青龙汤 1 mL/100 g,空白对照组灌服蒸馏水 1 mL/100 g,给药后 1 h 2 只豚鼠用 2% 氯乙酰胆碱和 0.4% 磷酸组胺(2:1)的混合液,以 400~

500 mmHg压力喷雾 10 s 致喘后放入密闭玻璃容器里,观察 10 min,测定产生支气管收管收缩反应(哮喘、抽搐倒下)的潜伏时间。

【实验结果】

请将实验结果填于表 6－12。

表 6－12　小青龙汤的平喘作用实验结果记录表

组　　别	潜伏期(min)
空白对照组豚鼠潜伏期	
小青龙汤组豚鼠潜伏期	

【总结】

小青龙汤为治外感风寒痰饮咳喘的重要方剂。主治解表散寒,温肺化饮。恶寒发热,头身疼痛,无汗,喘咳,痰涎清稀而量多,胸痞;或干呕;或痰饮喘咳,不得平卧;或身体疼重,头面四肢浮肿,舌苔白滑,脉浮。本方常用于支气管炎、支气管哮喘、肺炎、百日咳、肺心病、过敏性鼻炎、卡他性眼炎、卡他性中耳炎等属于外寒里饮证者。有实验研究证实,小青龙汤及其主要组成药的水煎剂和醇提取液,对豚鼠离体气管均有不同程度的气管平滑肌松弛作用,并有抗组胺、抗乙酸胆碱作用,并认为其方剂主药是五味子、干姜、半夏、细辛,不认为麻黄为其主药。小青龙汤水提液和醇提液对豚鼠离体气管平滑肌的松弛作用与对豚鼠药物性哮喘的保护作用,均比盐酸麻黄碱为强,小青龙汤去掉麻黄和半夏后的醇提液,显示很强的抗组胺、抗乙酸胆碱与抗氯化钡作用,对豚鼠药物性哮喘有明显保护作用。

【思考题】

小青龙汤为什么会对哮喘证有治疗作用?

实验四　四逆汤及附子、干姜、甘草对大鼠心肌收缩力及心率的影响

【实验原理】

四逆汤具有的改善心血管功能、增强血液循环、阻止休克朝不可逆方向发展等抗休克作用。现代药理研究表明,四逆汤通过清除氧自由基、提高 SOD 活性、改善能量代谢、抑制细胞凋亡、增强线粒体锰超氧化物歧化酶 SODmRNA 转录、抗失血性休克大鼠肠黏膜损伤等作用,对心肌缺血再灌注损伤起到保护作用。

【实验目的】

观察四逆汤组分药物对大鼠心肌收缩力和心率的影响。

【实验材料】

1. 实验动物　SD 大鼠 4 只,雄性,SPF 级,体重 180～220 g。

2. 实验药物　四逆汤。组成为由附子、干姜、炙甘草,水煎浓缩至 1 g/mL 混悬液。附子、干姜、炙甘草三种中药分别按《中华人民共和国药典》(2015 版)规定的人 1 天用量折算成动物用药量后,进行煎煮浓缩成 1 g/mL 混悬液备用。

【实验方法】

实验分为四个组：四逆汤组、附子组、干姜组、炙甘草组。实验前大鼠禁食不禁水12 h，取 SD 大鼠 1 只，称重，10%乌拉坦 1 mL/100 g 腹腔注射麻醉；将大鼠背位固定于大鼠固定板上，局部一侧颈部、腿部去毛，消毒；一侧颈部切口，分离一侧颈总动脉；颈总动脉切口，插 PE50 聚乙烯动脉导管（以三通活塞连接多导生理记录仪上的压力、心率传感器），观察血压、心率变化。以肢体导联（Ⅱ导联）描记心电图，以上操作在 20 min 内完成。于给药后 30 min 分别记录大鼠的心率、收缩压、舒张压、平均动脉压。

【实验结果】

请将实验结果填于表 6-13。

表 6-13　四逆汤及附子、干姜、甘草对大鼠心肌收缩力及心率的影响实验结果记录表

组　　别	心　率（次/min）	收缩压（mmHg）	舒张压（mmHg）	平均动脉压（mmHg）
四逆汤组				
附子组				
干姜组				
炙甘草组				

【总结】

四逆汤中附子为君药，现代药理研究证实，附子有强心作用。四逆汤具有的改善心血管功能、增强血液循环、阻止休克朝不可逆方向发展等抗休克作用，虽然与附子强心作用有关，但并非全是其效应。拆方实验表明，单味附子的强心作用不及四逆汤，且可引起异位心律失常。单味甘草不能增加心脏收缩幅度，但有升压效应。单味干姜未显示任何有意义的生理效应，然附子加干姜却可使心肌收缩力增强，且作用明显，毒性下降。由 3 味中药组成的四逆汤，其强心升压作用明显优于各药组，尚可避免单味附子产生的异位心律失常。从现代药理研究成果证明了经方配伍的科学性，有效性。甘草在四逆汤中对附子解毒确有举足轻重的作用，四逆汤中乌头碱含量与方中甘草剂量呈高度负相关。干姜也有类似甘草的解毒作用，唯效力次之，干姜在四逆汤方中除"温中焦之阳而除里寒，助附子升发阳气"外，还有一定的佐制作用，附子用量不宜小。附子的毒性成分应是其发挥广泛药效的重要物质基础。这与传统理论对"毒"的认识及《伤寒杂病论》中用毒（生附子）治急症的事实是吻合的。从一定程度上说明了古人"药不瞑眩，厥疾弗瘳"之说，也符合《黄帝内经》"有故无殒，亦无殒也"之说。

【思考题】

四逆汤为什么会影响大鼠的心肌收缩力及心率？

实验五　四逆汤对低血容量、低血压大鼠血压的影响

【实验原理】

四逆汤具有温中祛寒，回阳救逆的功效，用于阳虚欲脱、冷汗自出、四肢厥逆、下利清

谷、脉微欲绝。由甘草、附子、干姜组成,若服药后出现呕吐拒药者,可将药液置凉后服用。本方常用于心肌梗死、心力衰竭、急性胃肠炎吐泻过多或某些急证大汗而见休克属阳衰阴盛者。

【实验目的】

观察四逆汤对失血所致低血压大鼠升压作用。

【实验材料】

1. 实验动物　SD大鼠2只,雄性,SPF级,体重180~220 g。

2. 实验药物　四逆汤。组成为由附子、干姜、炙甘草,水煎浓缩至1 g/mL混悬液。

【实验方法】

(1) 实验前大鼠禁食不禁水12 h,取SD大鼠1只,称重,20%乌拉坦0.6 mL/100 g腹腔注射麻醉;将大鼠背位固定于固定板上,局部一侧颈部、腿部去毛,消毒;一侧颈部切口,分离一侧颈总动脉;颈总动脉切口,插PE50聚乙烯动脉导管(以三通活塞连接多导生理记录仪上的压力、心率传感器),观察血压、心率变化。

(2) 股动脉放血致低血压模型制备:局部一侧腿部去毛,消毒,切口;分离一侧股动脉;股动脉切口,一侧股动脉插入1根PE50聚乙烯管放血;监测血压、心率变化,待血压稳定在50~60 mmHg,30 min左右结扎止血。

(3) 描记正常颈动脉血压,股动脉放血,使平均动脉血压(舒张压+1/3脉压差)持续稳定在50~60 mmHg,30 min左右,四逆汤1 mL/100 g灌胃给药,观察2 h后血压、心率变化。

【实验结果】

请将实验结果填于表6-14。

表6-14　四逆汤对低血容量、低血压大鼠血压的影响实验结果记录表

血　　压(mmHg)			
组　　别	基　础	放血后	给药后
正常组		—	—
低血压组			

心　　率(次/min)			
组　　别	基　础	放血后	给药后
正常组		—	—
低血压组			

【总结】

同本章实验四"四逆汤及附子、干姜、甘草对大鼠心肌收缩力及心率的影响"。

【思考题】

四逆汤还可以应用在哪些疾病治疗中?

实验六　桃核承气汤、抵当汤对局部血液循环障碍的改善作用

【实验原理】

桃核承气汤为《伤寒论》中活血化瘀的名方。主治伤寒外证不解,热结膀胱,少腹胀满,大便黑,小便自利,谵语烦渴,发热如狂,及血瘀经或产后恶露不下,少腹胀满疼痛或蓄血痢疾症。《伤寒论》中抵当汤主治下焦蓄血所致的发狂或如狂,少腹硬满,小便自利,喜忘,大便色黑易解,脉沉结,及妇女经闭,少腹硬满拒按者。现代医学认为,蓄血证与血液循环障碍关系密切,主要表现为微循环障碍、血液流变学和血液动力学异常。活血化瘀剂通过改善微循环、改善血液流变学、抗血栓形成等作用使血行畅通。

【实验目的】

观察桃核承气汤、抵当汤对血小板聚集和凝血酶原时间的影响。

【实验材料】

1. 实验动物　SD 大鼠 3 只,雄性,SPF 级,体重 180～220 g。

2. 实验药物　桃核承气汤,组成为桃核 50 个(去皮、尖),桂枝 6 g,大黄 12 g,甘草 6 g,芒硝 6 g;抵当汤,组成为水蛭 2 g,虻虫 2 g(去足),酒大黄 10 g,桃仁 20 个(去皮、尖)。将药品粉碎加入双蒸水后煎煮成 1 g/mL 混悬液备用(《伤寒论》)。

【实验方法】

随机选 1 只大鼠作为空白对照组,1 只作为桃核承气汤药物组,1 只作为抵当汤药物组。空白对照组灌胃给予 0.9%NaCl 溶液 1 mL/100 g,桃核承气汤组灌胃给予桃核承气汤 1 mL/100 g,抵当汤组给予抵当汤 1 mL/100 g,给药 1 h 后每组分别用毛细玻管在大鼠眼内眦静脉丛取血 1.5 mL,按 9∶1 与 3.8% 的枸橼酸钠混合。600 rpm 离心 10 min,吸取上层血浆为富血小板血浆;剩余血液继续 5 000 rpm 离心 10 min,吸取上层血浆为贫血小板血浆。按照 Born 氏比浊法,将盛有 200 μL 的多血小板血浆和带有小磁棒的比浊管置于血小板聚集仪中,37℃ 温孵 2 min 用贫血小板血浆标定,加入 ADP 10 μL,测定 5 min 内血小板平均聚集率,取贫血小板血浆测定凝血酶原时间。

血小板抑制率计算公式如下(公式 6-1):

$$血小板聚集抑制率\% = \frac{空白对照组血小板抑制率 - 给药后各组血小板抑制率}{空白组血小板抑制率} \times 100\%$$

(公式 6-1)

凝血酶原时间延长率计算公式如下(公式 6-2):

$$凝血酶原时间延长率\% = \frac{各给药组凝血酶原时间 - 空白对照组凝血酶原时间}{各给药组凝血酶原时间} \times 100\%$$

(公式 6-2)

【实验结果】

请将实验结果填于表 6-15。

表6-15 桃核承气汤、抵当汤对局部血液循环障碍的改善作用实验结果记录表

组别	血小板抑制率%	凝血酶原时间 s
桃核承气汤		
抵当汤		

【总结】

《医方考》曰:"桃仁,润物也,能泽肠而滑血;大黄,行药也,能推陈而致新;芒硝,咸物也,能软坚而润燥;甘草,平剂也,能调胃而和中;桂枝,辛物也,能利血而行滞。"又曰:"血寒则止,血热则行。桂枝之辛热,君以桃、消、黄,则入血而助下行之性矣,斯其治方之意乎!"《古方选注》曰:"桃仁承气,治太阳热结解而血复结于少阳枢纽间者,必攻血通阴,乃得阴气上承,大黄、芒硝、甘草本皆入血之品,必主之以桃仁,直达血所,攻其急结,仍佐桂枝泄太阳随经之余热,内外分解,庶血结无留恋之处矣。"诱导血管内血栓形成的因素有很多,主要原因是血液凝固。血小板黏附和聚集,血液凝固常诱发静脉血栓,血小板聚集常诱发动脉血栓。血小板代谢产生的 TXA2 是血栓形成的重要基础,故血栓形成与血小板聚集有密切关系。

【思考题】

桃核承气汤和抵当汤功效是什么?在哪些疾病治疗中分别有什么作用?

实验七　大陷胸汤对大鼠的利尿作用

【实验原理】

大陷胸汤主治水热互结之结胸证。心下疼痛,拒按,按之硬,或从心下至少腹硬满疼痛,手不可近。伴见短气烦躁,大便秘结,舌上燥而渴,日晡小有潮热,舌红,苔黄腻或兼水滑,脉沉紧或沉迟有力。本方常用于急性胰腺炎、急性肠梗阻、肝脓疡、渗出性胸膜炎、胆囊炎、胆石症等水热互结者。

【实验目的】

观察大陷胸汤对大鼠尿量的影响。

【实验材料】

1. 实验动物　SD 大鼠 2 只,雄性,SPF 级,体重 180～220 g。

2. 实验药物　大陷胸汤。组成为大黄 10 g(去皮),芒硝 10 g,甘遂 1 g。将药品粉碎加入双蒸水后煎煮 1 g/mL 混悬液备用。

【实验方法】

随机 1 只大鼠作为空白对照组,1 只作为大陷胸汤组。实验前禁食 18～24 h,以减少粪便的干扰。给药前给予每单位体重相同容量的水负荷。空白对照组给予蒸馏水,大陷胸汤组灌胃给予药物 1 mL/100 g。采用代谢笼法,使粪尿分离后收集尿量,连续 6 h 记录尿量,观察大陷胸汤的利尿作用。

【实验结果】

请将实验结果填于表6-16。

表 6-16　大陷胸汤对大鼠的利尿作用实验结果记录表

组　　别	尿量(mL)					
	1 h	2 h	3 h	4 h	5 h	6 h
空白对照组						
大陷胸汤组						

【总结】

《伤寒明理论》曰:"结胸,由邪结在胸中,处身之高分。邪气与阳气互结,不能分解,气不通,壅于心下,为硬为痛,是邪正因结于胸中,非虚烦、膈实之所同,是须攻下之物可理。低者举之,高者陷之,以平为正。结胸为高邪,陷下以平之,故治结胸,曰陷胸汤。甘遂味苦寒,苦性泄,寒胜热,陷胸破结,是以甘遂为君;芒硝味咸寒,《黄帝内经》曰:咸味下泄为阴。又曰:咸以软之。气坚者,以咸软之;热胜者,以寒消之,是以芒硝为臣;大黄味苦寒,将军也,荡涤邪寇,除去不平,将军之功也,陷胸涤热,是以大黄为使。利药之中,此为快剂。伤寒错恶,结胸为甚,非此汤则不能通利之。剂大而数少,取其迅疾,分解结邪,此奇方之制也。"现代药理学实验研究,大陷胸汤具有类似速尿的利尿作用,此作用可能与其抑制肾小管对 Na^+、K^+ 重吸收有关。因而其治疗急性肾衰竭和肺水肿的临床效果,可能与其利尿和泻下从而导致血容量减少有关。该方促进尿中 Na^+、K^+ 的排泄对治疗急性肾功衰时体内离子紊乱可能有益。改善急性肾功能衰竭的症状,提高小鼠腹腔巨噬细胞吞噬能力等作用。

【思考题】

大陷胸汤为什么会对大鼠有利尿作用?

实验八　小柴胡汤的解热作用

【实验原理】

小柴胡汤为《伤寒杂病论》中方剂,具有和解少阳,兼和胃降逆的功效。主治伤寒少阳证。症见往来寒热,胸胁苦满,默默不欲饮食,心烦喜呕,口苦,咽干,目眩,舌苔薄白,脉弦者。妇人伤寒,热入血室,以及疟疾、黄疸与内伤杂病而见少阳证者。

【实验目的】

观察小柴胡汤对小鼠体温的调节作用。

【实验材料】

1. 实验动物　健康小鼠 2 只,雄性,SPF 级,体重 18~22 g。

2. 实验药物　小柴胡汤。组成为柴胡 12 g,黄芩 9 g,人参 6 g,半夏 9 g,炙甘草 5 g,生姜 9 g,大枣 6 枚。将药品粉碎加入双蒸水后煎煮成 1 g/mL 混悬液备用。

【实验方法】

随机 1 只作为空白对照组,1 只作为小柴胡汤给药组。对照组灌胃给予蒸馏水0.2 mL/10 g,小柴胡汤组灌胃给予小柴胡汤 0.2 mL/10 g,服药后 1 h 用电子体温计记录连续 6 h 两组的体温变化。

【实验结果】

请将实验结果填于表 6-17。

表6-17 小柴胡汤的解热作用实验结果记录表

组　别	体温(℃)					
	1 h	2 h	3 h	4 h	5 h	6 h
空白对照组						
小柴胡汤组						

【讨论】

本方常用于感冒、流行性感冒、疟疾、慢性肝炎、肝硬化、急慢性胆囊炎、胆结石、急性胰腺炎、胸膜炎、中耳炎、产褥热、急性乳腺炎、睾丸炎、胆汁反流性胃炎、胃溃疡等属邪踞少阳，胆胃不和者。本方为和解少阳之主方。少阳为三阳之枢，一旦邪犯少阳，徘徊于半表半里之间，外与阳争而为寒，内与阴争而为热，故往来寒热。少阳经脉起于目锐眦，下耳后，入耳中，其支者，会缺盆，下胸中，贯膈循胁，络肝属胆，故邪在少阳，经气不利，少阳相火郁而为热，所以口苦，咽干，目眩而胸胁苦满。胆热犯胃胃失和降，故见心烦喜呕，嘿嘿不欲饮食。舌苔薄白，是邪尚未入里化热之征，脉弦是少阳经气郁而不得疏泄之故。本方之柴胡为少阳专药，轻清升散，疏邪透表，为君药。黄芩性寒，善清少阳相火，故为臣配合柴胡，一散一清，共解少阳之邪。半夏和胃降逆，散结消痞，佐药为助君臣药攻邪之用。人参、甘草为佐，生姜、大枣为使益胃气，生津液，和营卫，既扶正以助祛邪，又实里而防邪入。如此配合，以祛邪为主，兼顾正气；以少阳为主，兼和胃气，故可使"上焦得通，津液得下，胃气因和，身戢然汗出而解"（《伤寒论》）。或治不如法，小柴胡汤证仍在者，服小柴胡汤后，"必蒸蒸而振，却发热汗出而解"。少阳病，邪在半表半里之间，未有定处，往来无常，故其见证多少不一，所以《伤寒论》有云："伤寒中风，有柴胡证，但见一证便是，不必悉具。"然而，总以寒热往来，苔白脉弦为主。

【思考题】

小柴胡汤为什么会有调节体温的作用？

实验九　麻黄汤对大鼠足趾汗液分泌的影响

【实验原理】

麻黄汤为《伤寒杂病论》中方剂，风寒伤人肌表，毛窍闭塞，肺气不宣，卫气不得外达，营气涩而不畅，所以外见恶寒发热、头痛、身疼、无汗、脉浮，内见喘逆。此时，当发汗解表，宣肺平喘，使肺气宣，毛窍开，营卫通畅，汗出而在表之风寒得解，诸证悉除。麻黄味苦辛性温，为肺经专药，能发越人体阳气，有发汗解表、宣肺平喘的作用，所以是方中的君药，并用来作为方名。由于营涩卫郁，单用麻黄发汗，但解卫气之郁，所以又用温经散寒，透营达卫的桂枝为臣，加强发汗解表而散风寒，除身疼。本证之喘，是由肺气郁而上逆所致，麻黄、桂枝又都上行而散，所以再配降肺气、散风寒的杏仁为佐药，同麻黄一宣一降，增强解郁平喘之功。炙甘草既能调和宣降之麻、杏，又能缓和麻、桂相合的峻烈之性，使汗出不致过猛而伤耗正气，是使药而兼佐药之义。麻黄得桂枝，一发卫分之郁，一透营分之邪。

【实验目的】

观察麻黄汤对大鼠足跖部汗腺分泌的影响。

【实验材料】

1. 实验动物　SD 大鼠 1 只,雄性,SPF 级,体重 180～220 g。

2. 实验药物　麻黄汤。组成为麻黄(去节)9 g,桂枝(去皮)6 g,甘草(炙)3 g,杏仁(去皮尖)6 g,白术 12 g。将药品粉碎加入双蒸水后煎煮成 1 g/mL 混悬液备用。

【实验方法】

将大鼠用 10%的水合氯醛溶液腹腔注射后麻醉,固定于大鼠固定板上面,采用电脉冲刺激大鼠左前肢,在大鼠右前肢记录电位变化。刺激电极置于大鼠左前肢关节处,记录电极置于大鼠右前肢掌中心肉垫处,参考电极置于右前肢掌侧面,地极置于同侧前肢腋部皮下,刺激强度 6 V,波宽 0.2 ms,连续刺激 5 次,大鼠麻黄汤灌胃给药 1 mL/100 g,给药后 1 h 观察用药前后出现电位变化的时间及电位幅度的变化。

【实验结果】

请将实验结果填于表 6-18。

表 6-18　麻黄汤对大鼠足趾汗液分泌的影响实验结果记录表

	用药前	用药后
电位幅度(mv)		
潜伏期(s)		

【总结】

麻黄汤方,以桂枝祛毒出表,助抗病力也;以麻黄发汗,治病证之障碍抗病力者也;杏仁、甘草为之佐使,而无镇痛定喘之味,古方之药不虚设如此。中医认为人本一体,表里同气,表气闭塞则里气逆乱,表气通则里气和。中医药有双向调节效能,是通过调节整体气机而治疗局部疾病。汗法之奥妙,并不单在一个"汗"字,麻黄可以通利九窍,宣通脏腑之气。方中麻黄、桂枝、甘草等对流感病毒有较强的抑制作用,其具有发汗、解热、抗低体温、平喘等作用。现代临床加减化麻黄汤方常用于治疗气管炎、支气管哮喘、风寒湿痹、水肿、小儿麻疹等风寒表实证者。

【思考题】

麻黄汤为什么会引起大鼠肢体电位变化?

第七章 中医设计性、创新性实验

设计性实验是指给定实验目的和实验条件，由学生自行设计实验方案并加以实现的实验，也叫探索性实验；创新性实验是指以学生为主体，以学生自主活动、主动探索为基础的新型实验教学过程。创新性实验教学通过更新实验内容、改进实验方法、革新实验手段和改革实验教学模式等形式激发学生的主观能动性，培养学生的创新意识、创新能力和实践能力。

一、实验目的

设计性实验与基础性、验证性实验有着本质的区别，具体表现为：① 基础性、验证性实验是在前人大量的工作与经验总结的，基础上形成的，学生只要照着实验讲义去做就可以完成实验，达到目的，学到知识。② 设计性实验是在借助前人工作与经验的基础上，通过对研究对象进行积极的思考与归纳，对未知因素进行大胆设计，探索研究的一种科学实验。

因此，通过中医实验学设计性实验教学，可以锻炼学生独立思考的能力，使学生初步掌握中医实验学的科学实验的基本程序和方法，培养学生的科研能力和创新精神。

二、基本程序

设计性实验是一项难度较大，要求较高的实验，它的基本程序包括：

（1）查阅文献，确立课题。

（2）制订实验方案。

（3）确立复制动物模型的方法。

（4）制定实验具体程序和实验技术路线。

（5）确立实验所需的观察指标。

（6）选择与准备仪器，进行实验前的预试工作。

（7）进行正式实验。

（8）对实验进行综合分析，思考总结。

（9）得出结论，撰写论文。

在整个实验过程中，首先要求学生对中医学要全面掌握，正确理解。同时还要求学生能合理地、综合性地运用有关理论知识和实验学技术，以期达到实验目的。

三、选题范围

由于科学技术发展速度很快,无论在理论上或实践中中医学都有大量研究课题可供选择。但对在校学生而言,由于各种条件的限制,其选题范围不宜太宽,条件要求不宜太高,要有可操作性。学生在进行选题时应遵循科学性、创新性和可行性的原则并在指导教师的指导下进行。现将选题范围简述如下:

1. 对中医基本理论的研究　研究中医学基本理论的内涵及机制,是中医学能否继续发展的一个重要环节,在这方面有大量的课题可选如阴阳学说、脏象学说、卫气营血及脏腑相关学说等,也有大量的前人经验可借鉴。但是学生在选题时一定要以中医理论为指导,全面而准确地反映中医理论,选用的指标也要能反映其理论的内涵。学生在选题前一定要仔细地查阅文献,对前人的工作要做具体科学的总结,借鉴其长处,克服其不足,这样才能找准课题的切入点。

2. 对中药方剂的研究　中药方剂在防病治病中的作用和疗效已经有几千年的临床验证,无可非议。但是其机制不甚明了。另外,随着医疗实践的深入,有些中药方剂在临床上的适用范围和治疗病种也在不断地扩大和变化。如张仲景的半夏厚朴汤原本是治疗梅核气的,现在临床上用来治疗抑郁症却有良好的效果。这些都是选题的好素材。

3. 中医证型实验动物模型的建立　用动物进行生命科学的实验研究是现代生物学与医学成功的经验,在开展中医学的研究时也不例外。在当前开展中医证型的实验研究时,中医证型实验动物模型的建立是一个大的选题,学生可以根据立题要求进行不同的选题。选题可以包括中医各种证型的动物模型的建立,对已有动物模型的方法学研究等。值得注意的是,中医证型动物模型所要代表的是中医学的内涵,所以在复制和建立模型时应紧扣中医理论,反映中医理论本质。建议在进行此类课题设计时要以中医理论为指导,从病因病机入手来复制和建立中医证的动物模型。当然也不排除其他方法,如利用药物、物理和化学的方法等,但要合理运用,能体现中医证型的特点。

4. 对养生康复学的研究　祖国医学对养生康复有着独到的见解,以及非常行之有效的手段和方法,这方面的建树和认识远胜于西方医学。特别是随着生活水平的提高,人们更加追求生活质量和生命质量,所以养生康复学的研究就越来越受重视,也越来越显示出其重要性,学生们在这方面也可以进行选题,开展实验研究。

选题举例:

实验一　昼夜阴阳变化对人体部分生命体征(呼吸、心率、体温)的影响。

实验二　影响脉象的因素有哪些?怎样影响的?请设计其中一个因素对脉象影响的实验观察。

实验三　证的实验观察(痰证、湿阻证、血瘀证、血热证、气虚证等模型制作)。

四、实施方法

由4、5名学生组成实验小组,首先查阅文献资料,选择实验项目,写出实验设计方案并在小组会上进行开题论证后,其方案交指导老师。指导老师对其方案的科学性、创新性、可行性进行审查,同意后进行预实验,继而转入正式实验。实验结束后写出正式论文以班为单位组织论文答辩。

时间分配如下：调研选题、实验设计约 6 学时；开题论证约 2 学时；预实验约 1 学时；正式实验 3～4 学时；论文答辩 2～4 学时。

五、评分标准

实验总分为 100 分，分数安排如下：

1. 实验设计质量 根据其设计方案的科学性、创新性、可行性及准确性综合评分，分优、良、中、一般 4 个档次，分别得分为：20、18、16、14 分。

2. 实验过程及结果 根据实验操作是否积极认真和熟练规范程度，实验结果是否准确可靠，实验技术的难度大小等方面进行综合评定，分优、良、中、一般 4 个档次，分别得分为：35、32、29、26 分。

3. 实验论文的质量 根据论文立题是否准确、论点是否突出、层次是否清楚、语句是否通顺、图表是否美观、分析讨论是否科学、逻辑推理是否准确、结论是否合理、参考文献是否规范等方面进行综合评定，分优、良、中、一般 4 个档次，分别得分为：20、18、16、14 分。

4. 答辩表现 由指导老师或其他组学生对其报告的论文提出问题，被评组学生均有机会回答问题。

提问内容包括：文献准备与背景知识，设计思路与技术手段，操作环节与实验结果，分析讨论与存在问题等方面，按优、良、中 3 个档次，分别得分为：15、13、11 分。

以上四项评分由指导老师评定。

5. 小组互评 在其他组进行论文报告和答辩时，各小组成员对其实验设计质量、实验结果、论文质量及论文报告答辩情况予以综合评定，现场按优、良、中 3 各档次分别得分为 10、8、6 分。各组评分的平均值即为被评小组学生的共同得分。

主要参考文献

郭华林. 中医实验学. 北京：中国古籍出版社, 2010.

马超英. 实验中医学基础. 北京：中国协和医科大学出版社, 2000.

谭德福. 中医基础学科实验教程. 北京：中国中医药出版社, 2011.

吴大梅. 中医学基础实验教程. 西安：第四军医大出版社, 2013.

袁肇凯. 中医诊断实验方法学. 北京：科学出版社, 2007.

王灿, 苗艳艳, 苗明三. 中医药动物实验研究的再思考. 中医学报, 2015(4)：548-550.